N.º 154.

IDÉES

DE

PHYSIQUE,

O U

Résumé d'une conversation sur la cause des sensations.

Avec la composition de la poudre de sympathie.

Ouvrage dédié aux Dames de Paris.

A LONDRES,
Et se trouve : A PARIS,

Chez GASTELIER, Libraire, Parvis Notre-Dame.

1 7 8 7.

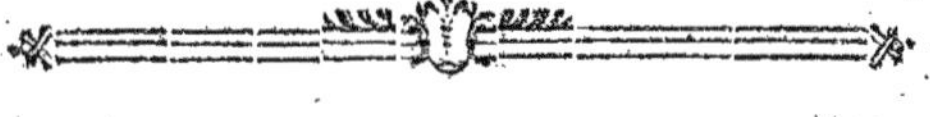

ÉPITRE DÉDICATOIRE

A U X

DAMES DE PARIS.

MESDAMES,

DANS tous les fiecles, comme
dans tous les tems, vous avez reçu
des hommages mérités : puis-je me
flatter que vous ferez fenfibles aux
miens ? Faites attention, je vous prie,
que je fuis une femme dégagée de
tout autre intérêt que de celui de vous
plaire & de mériter votre fuffrage.
J'apprécie infiniment cet avantage, &
j'ofe vous faire obferver, en paffant,
que mon procédé & l'objet de mon

A

ambition ne font pas très-ordinaires
chez notre fexe. En cette confidé-
ration , Mefdames , recevez cette
dédicace , & accueillez favorablement
mes effais en matiere de phyfique.
Permettez - moi de faire un peu la
raifonneufe. Mon objet eft de vous
convaincre de la beauté d'un fyftême
fur lequel je ne prétends jetter qu'un
coup-d'œil , fans aller au-delà du titre
de cet ouvrage.

Déjà la cabale & l'envie fe font
armées contre les vérités que je répete
ici. Servez-moi d'égide , pour parer
leurs coups. Tel eft donc l'aveuglement
humain , que les paffions & les préjugés nous abufent au point de nous
faire rejetter toujours comme une
erreur abfurde les vérités les plus
lumineufes.

Partifanne du bon & de l'utile , je

n'établis , dans cet ouvrage , mes opinions que fur des faits , & c'eft après avoir obfervé , réfléchi & comparé , que j'avance qu'il exifte un principe univerfel qui établit entre tous les êtres des relations d'activité frappantes & faciles à reconnoître.

Les hommes d'efprit & de génie , comme auffi les hommes les plus bornés , éprouvent des fenfations excitées par les objets extérieurs , ou les réminifcences qui fe font en eux ; fort peu cependant fe font doutés jufqu'alors de la vraie caufe qui les produit. Accoutumés à juger par nos fens , & à ne pas fortir de leurs bornes étroites , comment imaginer que pour fentir , entendre & voir , il falloit une continuité de ces fens à l'objet qui les affectoit. Tout homme réfléchi s'en convaincra, & ne doutera plus que cette continuité ne fòit autre chofe qu'un fluide fubtil répandu par-tout , & même dans ce qu'on avoit regardé comme efpace ; lequel fluide produit un contact réel entre les corps qui s'avoifinent.

Cette hypothefe ou plutôt cette vérité fembleroit annoncer un plein général , fi l'on ne confidéroit qu'il n'eft point de corps qui ne foient poreux, & que quelque tenu que foit le fluide de la nature , il n'offre à l'imagination qu'un plein de contiguité fuffifant , pour donner au mouvement un cours libre.

Ce mouvement qui , malgré fon exiftence , ne préfente qu'une idée abftraite , ne peut s'admettre fans interruption dans l'hypothefe du vuide. non-feulement il ne fe conçoit pas , mais on ne conçoit pas mieux que les

[5]

fons , les odeurs , la lumiere puiffent
parvenir jufqu'à nous , fi le vuide met
des intervalles entre les corps & nos
fens. Il exifte donc , je le répete , un
fluide continu qui nous rapporte tout
ce que nous goûtons , que nous
voyons , que nous fentons , &c. &
ce fluide produit un contact fur tous
nos fens , de forte qu'il n'eft point
abfurde d'avancer qu'ils fe réduifent
tous au toucher. Mais cette matiere
& celle du vuide me conduiroient
trop loin. Ce n'eft pas un fyftême
que je dois démontrer, ce font quelques vérités phyfiques qui , j'efpere,
infpireront à mes contemporains le
defir de s'inftruire , en fe dépouillant
de tout préjugé. J'efpere , Mefdames,
que vous voudrez bien concourir à
remplir mon objet , en vous déclarant
partifannes d'opinions qui ne peuvent

que donner un nouveau luftre à vos
graces , vos talens & vos connoiffances littéraires. J'ofe vous dédier
les miennes fous le ftyle qui m'a paru
le plus propre à vous plaire.

Je fuis avec refpect, &c.

IDÉES

DE

PHYSIQUE,

O U

Résumé d'une conversation sur la cause des sensations.

L A   M A R Q U I S E   D E   F I R B E R.

VOUS arrivez, on ne peut plus à propos, M. le Comte. Du moment où vous m'avez fait annoncer votre retour d'Allemagne, je me suis amusée au possible, dans l'idée de vous surprendre. Je vous donnerois à deviner sur mille...... que je suis......

A iv

achèverai-je ?...... Philofophe depuis fix mois......
J'ai même écrit.... ne vous effrayez point : j'ai
banni de mon ftyle la pédanterie, la rudeffe &
même la gravité ; car j'abhorre tout ce qui reffemble à l'humeur. Pour vous le prouver, je
médite dans ce moment un aveu très-joli à vous
faire.

Le Comte de Valdenne.

Je ne connois rien, Madame, de ce que vous
penfez & de ce que vous dites qui n'ait toujours
ce charme pour moi.

La Marquise.

Ah ! voilà du ftyle galant ; à merveille ; conti-
nuez fur le même ton, mais donnez-moi le tems
de vous débiter toutes mes réflexions. J'aime à
raifonner ; c'eft ma paffion dominante.

Le Comte.

Et moi, Madame, j'aime à parler de vos
talens, de vos graces, du plaifir que j'éprouve à
les admirer fans ceffe. En portant mes regards
fur des objets auffi féduifans, j'y trouve plus que
matiere à réflexion, un danger bien grand pour la
perte de la raifon.

La Marquise.

Sur ce pied là, M. le Comte, terminons les
complimens, & dirigeons notre admiration fur les
beautés générales de l'univers. Par exemple, hier

[9]

je vous défirois ici : je fis une promenade déli-
cieufe. Toute la nature fembloit être dans une
tranquillité parfaite. Le ciel étoit beau & ferein;
le même calme étoit dans mon ame. Tant il eft
vrai que les objets qui frappent nos fens, influent
fur le moral de notre être.

LE COMTE.

J'EN conviens, Madame; mais pourquoi, lorfque ces impreffions nous viennent d'un être
femblable à nous, ne réagiffons-nous pas fur lui
de la même maniere ? Il y a une caufe qui m'a
toujours paru impénétrable, & que je chercherai
toute ma vie inutilement.

LA MARQUISE.

NE vous découragez pas, M. le Comte ; je
prétends vous garder ici, jufqu'à ce qu'il vous
foit poffible de l'expliquer. Revenons à ma promenade. Repréfentez-vous des émanations déli-
cieufes (1), une mélodie raviffante produite par
le chant des plus jolis oifeaux. Tous mes fens fe
trouverent occupés à-la-fois. Ici un bois bien

(1) Je fuis perfuadée que les corps odoriférans qui répandent des
émanations abondantes, attirent plus des corps qui les avoifinent ,
qu'ils ne leur donnent. Une expérience affez connue vient à l'appui
de mon affertion. Pefez de l'ambre en grain ; laiffez-le fans y toucher pendant quelques mois ; pefez-le de nouveau , le volume de
fon poids fe trouvera augmenté.

percé ; plus loin des prairies remplies de trou-
peaux. Une riviere ferpentoit au milieu. A droite,
des côteaux, des vergers, quelques morceaux de
terre labourable, &c. Enfin je paffois fubitement
d'une fenfation à l'autre. En pourfuivant ma promenade, j'entrai dans cette immenfe forêt de Prui-
né, dont l'extrêmité des arbres femble atteindre
jufqu'aux nues & croifer leurs branches, pour
former une voûte de verdure & dérober aux ames
mélancoliques toute la clarté du jour. Je frémis en
y entrant, & ne pénétrai pas plus loin.

Frappée, comme je vous le difois il y a un moment, de l'influence des objets extérieurs, je re-
vins aux pieds de la colline de Bernon, au bord
de la riviere ; & là on eût dit que les plus dóux
zéphires s'étoient réunis, pour ajouter un charme à
celui de ma pofition. Je m'y trouvai fi bien,
que je me plus à faire répéter aux échos : *Il n'eft
de vrais plaifirs que ceux de la nature.*

Le Comte.

Si je ne craignois, Madame, de vous déplaire,
je vous demanderois fi, entre tous les plaifirs qu'elle
vous offre, il n'en eft point pour lefquels vous
vous fentiez un attrait plus particulier... Pardonnez
une curiofité peut-être trop intéreffée ; je vous
avoue que je fuis jaloux de connoître vos penchans.... mais de quoi ne le fuis-je point ? . . .
L'écho.... l'écho même répétoit ce que vous lui
difiez.

LA MARQUISE.

EN vérité, M. le Comte, c'eft outrer la plaifanterie. Vous n'avez point acquis le droit de me
faire des queftions indifcretes.... Mais je veux brifer
fur vos digreffions, qui ne tendent qu'à m'écarter
de mon fujet. Je le prends fur le ton férieux;
car je veux vous fixer fur des réflexions plutôt
que fur des mots. Et comment ne fentez-vous
pas, par ma relation, que je prétends vous amener
à l'idée qu'il y a un accord général entre tous
les êtres, puifque je vous ai prouvé qu'ils agif-
foient tous fur mes fens, & ceux-ci fur mon être
moral ? Or comment tant de corps, qui nous
paroiffent différens, agiroient-ils fur moi, s'ils
n'avoient pas un même principe d'exiftence analogue au mien ? Les odeurs, les fons, la lumiere
viennent me frapper en même-tems, &c. &c.
Se pourroit-il qu'il y eût autant de caufes différentes, pour arriver jufqu'à mes fens, qui ont
tous entr'eux une reffemblance frappante, par la
maniere dont ils font affectés. Non, il n'y a
qu'une caufe, & cette caufe eft un fluide d'une
ténuité & d'une fubtilité extrême; fluide diftinct
de la matiere folide, par fon mouvement & fon
activité continuelle (1).

---

(1) Cette matiere folide ne devient telle, que parce que le flux
& reflux de ce fluide occafionne des embarras, qui dérangent,
ralentiffent ou accélerent le mouvement du fluide. De cet embarras

Une réflexion appuie encore mon opinion fur
la caufe des relations générales entre tous les êtres.
Tous fubiffent les mêmes loix. Leur vie , leur confervation , leur génération, leur extinction apparente , par-tout, la marche de la nature démontre
une uniformité frappante , qui ne peut provenir que
d'un même principe. Nous avons fuppofé un fluide ; fon opération maintenant fera donc de circuler & d'animer tous les corps , en fe modifiant
dans chaçun d'eux , fuivant la forme de leur organifation. Voilà, M. le Comte, mes premieres réflexions , fur lefquelles il vous eft permis de pro-
pofer vos difficultés. N'en inférez pas que je vous
croye fort favant ; mais vous avez des lumieres
naturelles qui peut-être fuppléeront à celles que
vous auriez dû acquérir.

Le Comte.

Ah ! Madame, fi la fcience apprenoit l'art de
plaire & d'être heureux , ou fi elle étoit un moyen
fûr de vous paroître agréable , j'entreprendrois
l'étude la plus férieufe.....Croyez cependant que
je ne ferois cette épreuve que pour vous feule.

---

réfulte , dans quelques parties , un inftant de repos , qui fuffit
pour former un point de matiere folide. Par ce point , le mouvement fe trouvant toujours interrompu , il s'y en ajoute un autre ,
& infenfiblement le corps prend une forme analogue au mouvement
qu'il reçoit. De même , dans le corps humain , tout mouvement
irrégulier de ce fluide n'eft produit que par un embarras dont il
réfulte un état douloureux.

[13]

La Marquise.

Vous voulez mériter mon couroux, en cherchant des lieux communs qui peuvent tromper
quelques femmes , mais qui ne m'en impofent
point.

Le Comte.

Vous m'outragez , Madame, & fi l'un de nous a
droit de fe fâcher, c'eft... Mais j'en appelle à
vous même. Vous me connoiffez trop , pour me
croire injufte. Mon indifférence pour les fciences
m'a valu cette apoftrophe. Quand vous faurez
qu'elle n'eft pas pour moi un préjugé d'éducation ,
comme vous le croyez, vous ferez plus indul-
gente. Je fuis convaincu que , pour toutes les
fciences, il n'eft point d'idées premieres qui ne
tiennent à l'illufion ou à l'erreur. Nous ne pouvons enfanter aucun fyftême ni tirer de réfultat,
que nous ne partions d'une hypothefe , enfin d'une
volonté fupérieure que nous ne comprenons pas
plus que fes deffeins & fon ouvrage. On prétend
lever les plus grandes difficultés , en fuppofant
que Dieu a voulu que les chofes foient telles que
nous croyons les deviner. Cette idée eft une fource
d'abfurdités.

La feule connoiffance dont les hommes doivent
avoir la conviction , eft une ignorance invinci-
ble. C'eft même nous abufer, que d'imaginer que
nous concevons bien les objets les plus fimples.

Remontons aux idées premieres de l'être que nous voyons, nous trouverons par-tout l'obscurité & le myftere. Nous ne nous connoiffons pas nous-mêmes. L'homme du plus grand génie ignore l'opération de fes moindres mouvemens mécaniques. il nous dira bien que notre ame a reçu le privilége de les diriger, mais comment fe fait cette direction ? Qu'eft-ce que cette ame, qu'on appelle une fubftance fpirituelle ? Comment concevoir un efprit, les opérations qui lui font propres, la maniere dont cet efprit eft uni à notre corps ? Savonsnous mieux ce que c'eft que la matiere ? Quelles font fes qualités & fes propriétés particulieres ? On reconnoît qu'en général, la forme, la pefanteur, l'élafticité font partie de fes loix ; mais qui peut affurer qu'elle n'eft douée que de ces propriétés ? De même quel eft l'homme qui pourra prouver qu'elle eft homogêne ou hétérogêne ? Comment découvrir fi ces différences apparentes ne font que des modifications ?

LA MARQUISE.

JE conviens, M. le Comte, qu'à quelques égards, vous avez raifon ; mais faut-il laiffer fon efprit dans une inaction ftupide, par la crainte de fe tromper ? Pour moi, je penfe que même une erreur innocente, qui peut contribuer à notre fatisfaction, eft un bien.

La Providence ne nous a donné l'intelligence,

la réflexion & le defir de connoître, que pour
faire ufage de ces dons. Elle ne nous eût pas fait
ces avantages à l'exclufion de tous les êtres, fi
elle n'eût voulu marquer notre fupériorité fur
eux. Car du côté des forces phyfiques, nous ne
pouvons entrer en comparaifon avec quantité d'efpeces. C'eft donc par nos facultés intellectuelles
que le Créateur a voulu affurer notre empire fur
toute la nature.

Ne feroit-ce pas réfifter à fes décrets, que de
fe borner à une admiration ftupide ? En cherchant
à nous inftruire, nous fuivons donc notre defti-
nation : autrement, qu'étoit-il befoin que nous
fuffions doués de cette aptitude ?

Je ne vois pas non plus ce qui pourroit vous
étonner, quand on décideroit fur l'homogénéité
de la matiere ? Si l'on reconnoît dans tous les êtres
un même principe, la matiere eft une, par-tout
où nous l'appercevons. Ces différences apparentes
ne peuvent être que des modifications. Vous ne
difconviendrez pas non plus que l'étude de la
nature ne nous ait appris des fecrets importans,
dont nous tirons des avantages réels. Il feroit feulement à fouhaiter que l'émulation des hommes
de génie & des hommes ftudieux fût encouragée
& fecondée par les autres favans, au lieu qu'un
efprit d'orgueil les porte, non à rechercher la vérité, mais toutes les raifons qui peuvent les em-

pêcher de fe rendre aux démonftrations les plus claires.

LE COMTE.

JE vois bien , Madame, à quel point je ferois coupable , en confervant pour les fciences l'indifférence que j'ai eu la mal-adreffe de vous montrer. Comme je veux déformais régler ma façon de penfer fur la vôtre, mes objections n'auront plus d'autre but que de prolonger mes entretiens avec vous.

LA MARQUISE.

FORT bien : j'aime votre docilité. Cependant , M. le Comte, comme je n'ai pas un brévet d'infaillibilité , il vous fera très-permis de faire valoir vos opinions. J'efpere ne devoir votre tranfformation qu'à votre équité ; je ferois fâchée qu'il y entrât de la complaifance.

LE COMTE.

NON, Madame, il n'eft point queftion de cela ; je ne puis ni ne dois me rendre fur de femblables matieres, que par la force du raifonnement. Ce changement tiendra du miracle , mais ce ne fera pas la premiere preuve de l'empire que vous avez fur moi.

LA MARQUISE.

C'EST fort mal à vous , M. le Comte ; vous avez deffein de m'embarraffer. Banniffez de notre entretien votre jargon des toilettes. Pour moi , je
reviens

reviens à ma promenade d'hier ; elle nous ramè-
nera tout naturellément aux merveilles que produit la nature. J'en étois à la caufe de tous les
phénomenes. Je vous ai dit que je ne l'attribuois
qu'au même principe, à ce fluide univerfel qui
anime & vivifie tous les corps (1). Vous trouvez
fans doute étonnant que je n'admette qu'une caufe ? Hé bien ! qu'eft-il befoin de les multiplier, &
de reconnoître une infinité de fluides , puifque
nous fuppofons qu'il en exifte un qui eft répandu
par-tout , & porte par-tout l'activité & le mouvement? Sans ce mouvement & cette activité , les
autres fluides , femblables à la matiere folide ,
refteroient donc dans le repos. Quel embarras ,
quelle confufion occafionneroit cette multitude
de caufes ? Les hommes confidérent trop les ou-
vrages du Créateur comme ils feroient ceux de
leurs femblables. La complication d'une méchanique, en fait, felon nous, la beauté ; pourquoi juger qu'un être en qui réfide la toute-puiffance &
dont nous ne fommes que l'ouvrage, prenne des
moyens qui nous font communs ? Il répandit ,
nous dit l'Écriture, un fouffle de vie dans l'uni-

---

(1) L'eau que nous regardons comme un fluide , n'a point
une qualité qui lui foit effentiellement propre. Dans les pays
très-froids , elle eft toujours glacée , & toujours limpide dans
les pays chauds. fa fluidité ne dépend donc que du climat.
Si l'eau eft effentiellement un fluide , pourquoi toute matiere
mife en fufion, ne porteroit-elle pas cette dénomination ?

vers & tout fut animé. Tous les êtres ayant une exiftence commune, devinrent dépendans les uns des autres ; car le fouffle de vie, dont le propre eft d'être en mouvement, paffe continuellement d'un corps à l'autre, & s'y modifie, fuivant fa forme & fon organifation. La dépendance réciproque des êtres n'eft point une hypothefe. Le froid, la chaleur, les vents, la pluie, les fons, les odeurs, agiffent fur tous les corps ; les minéraux, les plantes, les arbres & les animaux fe reffentent de l'influence des faifons & de la variété des temps. Tandis qu'une féchereffe extrême allume notre fang & nous caufe des maladies, un arbre, une plante, &c. féchent & périffent par la même influence. Vous même, M. le Comte, n'êtes-vous pas perfuadé qu'un temps orageux dérange votre fanté ?

LE COMTE.

J'EN conviens, Madame, mais la caufe de ces influences échappant à nos fens, je n'avois acquis d'expérience jufqu'alors que fur les effets. Je me fixe à votre opinion d'un principe général. Ce qui pour moi eft vraifemblable, me paroît toujours près de la vérité. Cela n'en fera pas moins étonnant pour la multitude des hommes, qu'une feule caufe puiffe produire tant de phénomenes fi différens. On peut même, à cet égard, objecter des raifonnemens fpécieux. Par exemple, le fluide que nous apporte la lumiere, paroît avoir plus de vélocité que celui que nous tranſmettent les ſons. Un coup de fuſil ne ſe fait entendre que pluſieurs ſecondes après que nous avons vu la lumiere : comment deux effets produits par la même action, n'arrivent-ils pas au même inſtant ?

‘LA MARQUISE.

CETTE difficulté préſente au premier coup-d'œil quelque choſe de ſpécieux ; mais dites-moi, M. le Comte, ſi, en voyant votre ami en danger de perdre la vie, vos yeux n'expriment pas votre effroi, avant que vous ayez pu proférer le premier mot qui explique votre crainte, ou fait le moindre geſte qui la faſſe deviner ? Diriez-vous, d'après cela, qu'il exiſte un fluide particulier, qui fait mouvoir vos yeux plus promptement que votre langue ou vos bras ?

Ces effets ont, je crois, pour premiere cauſe, la diſpoſition de chaque organe. La lumiere parvient plus facilement à nos yeux qu'un ſon à notre oreille, parce que l'oreille formant une eſpece d'entonnoir & même de labyrinthe, elle ne peut s'affecter auſſi promptement que l'œil, qui préſente une ſurface ſur laquelle tous les objets viennent directement ſe peindre. Ajoutez à cette obſervation, que l'air atmoſphérique ſe combinant avec le fluide de la nature, il peut occaſionner des vibrations plus ou moins rapides, qui propagent, en quelque ſorte, la lumiere du coup de fuſil, tan dis qu'elles arrêteront l'explofion du bruit. Il faut fe repréfenter des combinaifons infinies du fluide univerfel, pour comprendre ces divers phéno-menes, & ces combinaifons toujours dépendantes de l'étendue de la denfité, de la forme & de la porofité de la matiere, jointes à l'affociation de l'air atmofphérique que nous pouvons confidérer, ainfi que l'eau, comme deux fluides fecondaires qui n'ont d'activité que par le fluide de la nature.

C'eft particuliérement dans le corps animal qu'il eft fatisfaifant de confidérer les effets de ce principe de vie, tant par ces difpofitions diverfes & habituelles, que par les différentes modifica-tions qu'il apporte en nous, & femble nous transformer foit au moral ou au phyfique. Je fuis, par exemple, perfuadée que le dérangement de notre fanté vient autant d'une furabondance de ce principe de vie, que d'une privation de la portion qui nous eft néceffaire. Ces effets tiennent abfolument à notre organifation. Tous les êtres, quoique de la même efpece, en ont une qui leur eft propre. Les diftinctions de la nôtre forment ce que nous appellons caractere, efprit, mémoire, intelligence. C'eft fur ces facultés que notre ame établit particuliérement fon empire; mais malheu-reufement, elle dépend de leurs bornes & de leur mouvement; fans quoi tous les hommes en fe reffemblant parfaitement, trouveroient peut-être le bonheur dans cet accord général.

[21]

Le Comte.

PEU importe ce qu'il feroient , puifqu'il eft
de toute impoffibilité que l'intelligence de la
créature la plus parfaite y puiffe apporter le
moindre changement ; & cependant il eft affez
furprenant que nos ames ayant été formées fur le
même modele , il fe trouve fi peu de confor-
mité dans notre maniere de voir & de penfer.

La Marquise.

RAPPELLEZ-VOUS ce que je viens de dire fur
le jeu de nos organes : toutes nos fenfations
nous viennent des objets extérieurs , par le moyen
d'un fluide , ame univerfelle & matérielle , fufceptible d'acquérir dans tous les corps , des
modifications innombrables. Écoutez de quelle
maniere en parle M. le Cat dans fa phyfiologie.

« Il exifte , dit-il , une ame matérielle , un
» fluide organique , animé par une fubftance pen-
» fante , dont il reçoit fon énergie , mais qui
» par-là , devient le principal inftrument du
» fentiment , du mouvement , de la vie , &c. ».

Par le concours d'une fubftance fpirituelle , ce
fluide fait non-feulement tout le jeu de notre
organifation , puifqu'aucune de nos penfées ne
peut être produite que par un mouvement , il
développe encore toutes nos facultés morales ,
en perfectionnant nos facultés phyfiques ; il nous

donne la vie , la santé , la maladie & la mort.
Quelles font , M. le Còmte , vos objeĉtions fur
une caufe qui produit des effets fi oppofés ?

LE COMTE.

QUE diriez-vous , Madame , fi je vous avouois
qu'auprès de vous , mon efprit ne peut fe livrer
à des idées métaphyfiques.... Eft-ce ma faute ?
Suis-je maître des modifications que votre fluide
univerfel opere en moi ? Tout ce que je puis
vous affurer , c'eft qu'il me paroît difficile de
comprendre que le principe de notre vie , foit
également celui de notre mort.

LA MARQUISE.

NE vous ai-je pas dit , M. le Comte , que ce
fluide eft fufceptible de modifications oppofées?
Vous imaginez qu'il ne peut en avoir que de favorables & d'analogues à nos individus ; mais
fi vous croyez que nos corps font un abrégé du
monde phyfique , vous ne devez pas vous étonner
d'y retrouver l'image des révolutions qui s'y operent. Nous avons nos crifes , comme il a les
fiennes : à ces crifes fuccede la fanté , comme
un beau jour fuccede à un tems nébuleux. Si en
nous la nature a la force de dompter le mal qui
l'attaque , les crifes du mal font devenues falu-
taires. Dans le cas où la nature eft trop foible ,
elle fuccombe : la mort termine le combat entre

la nature & la maladie. Souvenez-vous que l'ir-
régularité du mouvement de ce fluide dérange
néceffairement l'harmonie de nos corps. Nos
liqueurs n'ont plus la même circulation ; nos folides fe durciffent, & le fluide univerfel qui s'y
trouve affocié , acquiert fûrement une qualité
mauvaife , dès qu'il n'y a plus d'accord entre
nos liqueurs & nos folides.

Trouvez-vous moins étonnant que nos penfées
dépendent de cet agent, qui développe & per-
fectionne nos organes ? Cependant on ne peut
difconvenir que l'enfant, dont l'ame doit être auffi
parfaite que la nôtre, n'a pas , malgré cela, les
idées ni le raifonnement qu'il acquiert dans la
fuite. Répétons donc toujours que les facultés
morales dépendent de notre phyfique. Voyez les
vieillards, en qui l'organifation a perdu une infinité de mouvemens (1) : leur vie finit par la
foibleffe ainfi qu'elle a commencé. La trifte fituation du fou & de l'imbécile annonce encore les
bornes du pouvoir de notre ame , fans le concours d'un principe matériel. La féparation de
ces deux fubftances eft un myftere prefque auffi
difficile à concevoir que leur union. C'eft le cas de

____

(1) L'enfant & le vieillard ont des conformités frappantes
quant au phyfique; une foibleffe extrême , un befoin continuel
de fommeil & d'alimens. Une caufe bien différente produit des
effets femblables; toutes les liqueurs font en mouvement dans
l'enfant qui naît; tout s'obftrue & s'offifie même dans le vieillard.

recourir à l'hypothefe , en difant que le créateur
voulut que telle ou telle action & réaction de
fluides & de folides produisît la deftruction de
l'être ; car il n'eft ni âge ni temps marqué pour
la durée de la vie.

L E C O M T E.

Vous m'offrez , Madame , une trifte réflexion.
Je fuis peu philofophe , je ne voudrois avoir que
des idées agréables fur-tout ce que vous faites
aimer. En vérité , les animaux ont fur nous un
grand avantage. Moins fujets aux maladies , ils
vivent le terme fixé pour leur efpece , particuliérement ceux qui reftent fous la main de la
nature.

L A M A R Q U I S E.

Il eft vrai , M. le Comte ; faites en même-
tems attention que notre exiftence morale s'étendant bien au-delà de la leur , nous adoptons des
goûts factices & des paffions qui nous confument,
en nous tirant de l'état de tranquillité néceffaire
à notre bien-être. Nous fommes auffi infiniment
plus fufceptibles de fenfations qu'aucun d'eux.
Or tout inconvénient extraordinaire doit troubler
le cours de nos liqueurs , & peut-être le déranger
entiérement. On a vu des perfonnes tomber malades ou mourir fubitement par une trop vive impreffion de peine ou de plaifir. La différence de
nos organifations fait celle de nos fenfations.

[25]

Tous les hommes ne voyent, ne fentent, ne
goûtent d'une maniere abfolument femblable, de
forte qu'il eft impoffible de fe mettre à l'abri des
fenfations qui nous font contraires, & ces mêmes
fenfations peuvent être favorables à un autre, &c.

Les perfonnes qui ont des organes très-délicats,
font continuellement affectés défagréablement des
objets extérieurs que leur rapporte le fluide univerfel. Quiconque a ce malheur, ne peut efpérer
qu'une vie courte & languiffante; les animaux
font exempts de ces miferes & de la plupart
des dangers que nous courons dans l'état de
fociété.

L E C O M T E.

Je ne puis, Madame, me refufer à une obfervation que j'ai faite affez fouvent à l'égard des
perfonnes extrêmement fenfibles : elles trouvent
dans leurs affections tendres, des douceurs &
des compenfations capables de les dédommager de
leur fenfibilité fur les événemens ordinaires de la
vie; & je crois qu'un être avec lequel on eft
lié par fympathie, peut faire exclufivement notre
bonheur.

L A M A R Q U I S E.

Ceci, M. le Comte, demande des diftinctions & des explications. J'ai vu des liaifons,
mais fort peu exemptes de contrainte, d'inquié-
tudes, de foupçons, de jaloufie, & de mille

autres paffions. Or , dans mon fyftême , toute
affection qui accélere trop le mouvement des
liqueurs , ne double pour le moment notre
exiftence qu'aux dépens de fa durée. A propos
de fympathie , je me rappelle vous avoir entendu
foutenir qu'elle étoit un effet de l'influence des
ames. Dites-moi comment deux fubftances fpiri-
tuelles peuvent agir l'une fur l'autre ? . . . Ma
queftion vous embarraffe. . . . Tenez , convenons
plutôt que chaque homme a un caractere particulier , plus ou moins analogue à un autre homme.
Ce caractere eft un effet de la difpofition &
du jeu des organes mis en mouvement par le
fluide de la nature. Ces difpofitions , quoique
particulieres , fe trouvant favorables aux deux
individus , il en réfultera un accord , ou , fi
vous voulez , un intérêt réciproque (1) , quand
deux êtres femblables fe rencontreront. Ce n'eft

---

(1) Cet intérêt n'eft pas toujours un effet des impreffions
que peuvent recevoir nos fens extérieurs, il n'eft pas d'homme
qui , dans fa vie , n'ait éprouvé cette forte d'intérêt , fans
pouvoir fe rendre raifon de la caufe qui le faifoit naître. Il
faut donc reconnoître en nous un fens interne plus fûr , plus
délicat que nos fens extérieurs , qui nous avertit de la préfence
d'un être qui nous eft favorable ou contraire. Car il y a auffi
des antipathies fans caufes connues qui viennent de l'oppofi-
tion dont nous parlons , ou d'une fauffe induction de notre
jugement , d'après de fauffes obfervations & de fauffes compa-
raifons. Tel homme m'en rappelle un autre qui me déplait....
Voilà un titre pour m'éloigner de lui au premier apperçu.

pas ce premier inſtant qui fait les liaiſons les plus ſolides ; l'accord ſe dérange dans l'un des deux, & bientôt l'imagination défigure ce qu'elle avoit embelli ſur le rapport de nos ſens. Il y a de quoi s'étonner qu'un léger mouvement dans une machine. auſſi compliquée que la nôtre, puiſſe changer notre organiſation d'une maniere marquée.

Revenons à la ſympathie. Quand elle eſt l'effet des rapports conſtans & néceſſaires, je la regarde comme une véritable félicité dont il faut rapporter le principe à une cauſe phyſique. Si nos ſens étoient plus parfaits, il feroit facile d'en appercevoir la communication, même à une grande diſtance. Je ſuis perſuadée qu'il n'y a pas un mouvement dans l'un des deux individus, qui ne correſponde à l'autre. J'ai vu à cet égard des témoins oculaires de faits bien ſurprenans. Un homme reçoit un coup aſſez violent pour lui caſſer le bras ; au même inſtant, une de ſes ſœurs jumelle & qui lui étoit tendrement attachée, éloignée pour lors de vingt lieues, reſſent une douleur au bras du même côté & s'écrie qu'il eſt arrivé quelque malheur à ſon frere.

J'ai connu deux jumeaux auſſi ſéparés, qui moururent de la même maladie, & au même inſtant. Je ne tarirois point ſur les différens exemples qu'on rapporte en ce genre.

Je n'imagine pas cependant que la sympathie exige parenté, ou affinité. Deux étrangers peuvent en éprouver l'un pour l'autre, si, semblables à deux inftrumens de la même efpece, ils fe trouvent montés au même ton : ce qui arrive quelquefois pour des individus qu'on ne jugeoit pas faits l'un pour l'autre. C'eft d'après de femblables bizarreries apparentes, qu'on a prétendu que le beau & le bon n'étoient que des chofes relatives.

LE COMTE.

VOUS me permettrez, Madame, de vous dire qu'il y a cependant certaines perfonnes & certaines chofes qui plaifent généralement. On ne peut fuppofer un accord entre leur caractere, ou, fi vous voulez, leur organifation & celle de tous leurs femblables ; car fûrement ils différent autant de ce côté que par la phyfionomie.

LA MARQUISE.

M. le Comte, ces fortes de perfonnes qu'on trouve fi bonnes, qui plaifent fi généralement, n'ont point de caractere à elles ; ce qui provient toujours de la foibleffe de l'organifation. Or, une organifation foible met à l'aife toutes celles qui l'environnent. Elle reçoit auffi de fes femblables toutes fortes d'impreffions fans en être affectée de maniere à renvoyer par fa phyfionomie, fon ton, fon gefte, fon maintien, l'impreffion qu'elle vient

de recevoir. C'est une pâte molle qui se prête à
toutes les formes qu'on lui donne.

J'ai vu des femmes douces vivre parfaitement
bien avec des hommes brutaux & sans la moindre
analogie de caractere. Fût-on né un monstre,
sitôt que rien ne s'oppose au jeu de nos organes,
nous ne développons pas le fond de notre caractere. Il s'établit alors tout naturellement une do-
mination habituelle sur celui qui n'a pas su résister,
& dans toute occasion, l'organisation (1) la plus
forte prime sur celle qui lui est inférieure. Je ne
confonds point ces effets avec ceux de la sympathie.

On s'attache jusqu'à un certain degré, & on
aime par circonstance, sans le moindre rapport
de caractere. L'habitude, la réflexion, les jugemens de notre ame, nos combinaisons sur les
biens & les maux de la vie, toutes ces causes
concourent à nous faire tirer parti de la position
où le sort nous a placés. L'amitié devient alors
un sentiment fondé sur la raison. Elle tient plus
au moral de notre être qu'au physique; au lieu
que les affections sympathiques n'ont d'abord
aucunes relations avec nos facultés intellectuelles,

____

(1) Il est des cas cependant où l'on ne peut croire qu'il y
ait plus de force du côté de celui qui domine ; mais il s'est
trouvé des considérations importantes qui ont soumis le plus
fort, au moins pour un tems, &c. Alors l'effet est le même.

puifque nous ne pouvons communément deviner
la caufe de notre intérêt. Ainfi la véritable fympathie, établie fur la connoiffance de la perfonne
qu'on aime, devient non-feulement le premier
bien de la vie, mais encore le plus néceffaire à
l'entretien de la fanté. L'habitude de fe voir fréquemment devient un befoin phyfique. Car s'il
exifte, comme je le crois, une expenfion alterna-
tive & perpétuelle d'un fluide moteur & vivifiant,
quels êtres peuvent agir plus favorablement l'un
fur l'autre que deux perfonnes liées par la fympathie ?

Cette fympathie tient donc à une certaine modification de fluide analogue à notre organifation. A
cette caufe nous pouvons rapporter une infinité
d'effets. Elle nous explique cet amour de la patrie
commun à tous les hommes. Car qu'eft-ce qui peut
nous rappeller dans un lieu dont nous fommes éloignés depuis 30 ou 40 ans, où nos amis, nos parens
n'exiftent plus ? Cet attrait eft purement phyfique.
C'eft un fouvenir confus des premieres modifications que l'efprit de vie univerfelle a apportées en
nous, lequel a imprimé fur nos organes un caractere ineffaçable. J'ai vu un vieillard fe chagriner
des embelliffemens qu'il retrouvoit dans fon vil-
lage, après cinquante ans d'abfence. Il regrettoit,
entre autres chofes, un grand arbre fous lequel
il fe mettoit à l'ombrage, dans le tems des jeux
de fon enfance. Tout étoit mieux ; tout étoit plus

[31]

beau. Cependant le vieillard n'étoit mécontent,
que parce qu'il ne revoyoit plus les objets qui
avoient agi sur son organisation. Car dans l'hy-
pothese d'un principe universel, un arbre, une
plante agissent sur nous comme nous agissons sur
eux. La loi de dépendance est générale, & mérite attention, sur-tout à l'égard des enfans (1).

Pourquoi les habitans des campagnes, moins
éclairés que ceux des villes, valent-ils cependant
mieux ? C'est que les sensations qu'ils reçoivent
sont vraies, simples & naturelles. Tous les corps
qui les environnent, ne leur rapportent ni contrainte, ni fausseté, ni gêne ; ils ne reçoivent
que des émanations bienfaisantes. Par cette cause,
ils sont meilleurs que les autres hommes, &
s'attachent bien plus à leurs bois, leurs prairies,
leurs animaux, que nous à nos plaisirs factices,
presque tous enfantés par la dépravation.

____

(1) Quelque générale que soit cette loi, l'homme a la pré-
pondérance sur les autres êtres. Doué d'une volonté qu'il peut
diriger & régler à son gré, sa raison lui donne encore une
supériorité ; elle l'éclaire, l'instruit & le conduit. Maître de
ses mouvemens, il l'est par conséquent des impressions qu'il veut
produire, sur-tout s'il a appris le grand art de se maîtriser
lui-même. C'est à juste titre qu'on pourroit appeller un tel
homme le roi de la nature.

Le méchant au contraire, est en contradiction avec elle.
Semblable au malade, il ne peut affecter tous les êtres qu'en
dérangeant leurs mouvemens naturels, & en troublant sur-tout
l'ordre physique & moral. S'il étoit un climat uniquement
composé de méchans, je doute que le ciel y fût jamais serein.

Le Comte.

PLUS je vous écoute, Madame , plus je suis surpris de l'ingénieuse tournure de vos idées. Je le suis bien un peu de remarquer que , par vos principes , nous devons à nos sens tout ce que nous sommes. D'après votre opinion , l'homme qui a les plus parfaits , doit avoir aussi un plus grand nombre de sensations & d'idées. L'expérience (permettez-moi de vous le dire) se trouve assez souvent contraire à votre système : certains animaux en offrent même la preuve.

La Marquise.

ALLONS donc...... Comte,..... Vous n'y pensez pas : vous me faites une difficulté d'enfant. Dites-moi , si un homme se trouvoit tout-à-coup privé de l'usage de ses cinq sens , ce qu'il seroit après cette perte. Quant à l'excellence des sens dont vous avez jugé , il est si difficile de n'être pas induit en erreur, que je doute un peu de l'excellence de vos observations. Vous avez vu , je suppose , dans le même être , parmi vos semblables , de très-bons yeux , un odorat & un goût exquis, une ouie de la plus grande finesse , vous avez conclu qu'on ne pouvoit pas réunir des sens plus parfaits ; mais qui vous a assuré , qu'avec toutes ces apparences , il n'y avoit pas dans tous les organes quelque chose de dissonant qui empêchât que les sensations qu'ils recevoient , se

communiquassent

[33]

communiquaffent dans toute leur vérité aux fens
internes, qui font un réfultat des fens extérieurs?
Vous conviendrez que fi nos fens internes font
mal inftruits, le rapport qu'ils font à notre ame
eft néceffairement faux. Placez au même fpectacle
plufieurs hommes qui auront l'apparence des meilleurs fens, & remarquez fur leur physionomie la
diverfité des impreffions qu'ils recevront. Les uns
feront attendris, les autres annonceront l'horreur
qu'ils éprouvent, en voyant fouffrir un malheureux qui jette les cris de la douleur ; un autre
fera frappé d'un faififfement qui le privera de
l'ufage de fes-fens, & pour conclufion vous en
verrez qui regarderont cet affreux fpectacle avec
le fang-froid de l'infenfibilité. N'eft-il pas vrai
que des fenfations auffi oppofées prouvent une
différence réelle dans l'organifation des individus
dont je vous parle? Différence qui aide à concevoir la poffibilité des modifications innombrables
du fluide univerfel.

Une obfervation fuivie m'a trop fourni cette
preuve, pour avoir maintenant aucun doute, tant
fur la diverfité des organifations en général, que
fur les changemens particuliers qui arrivent dans
chacune. Auffi ne fuis-je point furprife de voir
qu'un objet qui me déplaît maintenant, puiffe,
huit jours après, exciter en moi des fenfations
agréables. Nous n'en éprouvons jamais qui ne
dépendent de notre difpofition phyfique. Cette

C

diſpoſition change , & notre jugement avec elle. J'admets cependant que notre être moral peut influer ſur notre phyſique d'une maniere abſolue, mais ce n'eſt qu'après un mouvement de nos organes. Je reprendrai cette matiere.

Je connois une infinité d'odeurs & de mets qui flattoient autrefois mon odorat & mon goût; ils me répugnent décidément aujourd'hui. Je me rappelle inutilement le plaiſir qu'ils me procu-roient jadis ; je ne puis plus le retrouver dans la jouiſſance. Il y a donc en moi un changement phyſique ſi oppoſé à ce que j'étois, que mon ame n'eſt plus maîtreſſe de le dominer ; quoiqu'elle ait le privilege de comparer , de réfléchir & de porter même un mouvement contraire à celui qui lui ſera communiqué.

Il y a des loix phyſiques auxquelles elle doit ſe ſoumettre à ſon tour; car ce ſeroit en vain que mon ame voudroit me faire aimer un objet qui répugne à mes ſens.

Reconnoiſſons donc, pour être heureux, un accord parfait entre notre ſubſtance penſante & une ſubſtance matérielle à laquelle le créateur communiqua une portion de ſa toute-puiſſance. Il voulut qu'elle devînt le principe de nos peines, de nos plaiſirs, de notre bonheur , de nos maux phyſiques, de notre ſanté, du plaiſir de nous aimer, comme de le pouvoir dire. Ce même fluide ou principe univerſel reçut auſſi,

[35]

(comme le dit M. Carra) « le pouvoir de pu-
» nir les méchans, dont les paffions cruelles dé-
» folent l'humanité. Ces paffions, en augmentant
» l'électricité & la gravitation de chaque partie
» du corps, les folides fe refferrant, fe durcif-
» fent; les humeurs fe concentrent, & le mou-
» vement vital s'accélere pour ceffer plutôt ».

C'eft ainfi que la caufe de notre vie animale
peut devenir celle de notre deftruction.

LE COMTE.

PASSEZ-MOI, Madame, une réflexion. C'eft
en vérité dommage que l'amour de la fcience
vous faffe oublier des goûts qui, fans fatisfaire
autant l'efprit, font bien plus analogues au cœur.
Je vous écoute cependant avec un plaifir fi réel,
que je ferois bien fâché de vous faire abréger cet
entretien. Je conviens que j'entends peu l'appli-
cation que vous faites de l'électricité & de la
gravitation au corps animal.

LA MARQUISE.

SI vous comprenez les loix de l'aftronomie,
il vous eft facile de les reconnoître dans le
corps animal. Vous y retrouverez également les
loix de l'hydraulique, de la méchanique, &c.

Voici, pour abréger les détails, la comparaifon d'un favant; en parlant du cœur animal,

il le confidere comme une véritable machine électrique (1).

» Une fois (dit-il) mis en mouvement dans
» l'incubation du fœtus, il donne fucceffivement
» à tous les vifceres & à tous les mufcles,
» nerfs, tendons & membranes, formés après
» coup, les commotions vitalifantes, les com
» motions tranfmifes, propagées & maintenues
» par les différens fens, lymphes ou fluides inter
» médiaires, continuent d'avoir lieu pendant
» tout le tems que le cœur agit librement dans
» les mouvemens mufculaires. Le corps fou
» droyant de la machine électrique artificielle,
» n'eft pas plus prompt que les vibrations fenfi
» tives données par la machine électrique du corps
» animal à toutes les parties de fon genre ner
» veux. C'eft là le grand mobile de nos fenfa
» tions & de nos idées. Mais hélas ! dès l'inftant
» que la pendule de l'horloge animal eft arrêtée,
» foit par un engorgement gradué des vaiffeaux
» lymphatiques, foit par les éruptions du fang,
» foit par une trop grande abondance d'air fixé
» dans la poitrine, & dans les bronches du pou
» mon, foit enfin par l'intromiffion & la preffion
» des fluides extérieurs; dès cet inftant, dis-je,
» toutes les roues & tous les leviers de la ma
» chine s'arrêtent. Le premier figne de l'exiftence

____

(1) Nouveaux principes de phyfique, par M. Carra.

» de l'animal fut la premiere vibration de son
» cœur ; son dernier foupir en eft la derniere
» ofcillation.

LE COMTE.

AINSI, Madame, tous les mouvemens douloureux, moraux ou phyfiques, font des preuves
d'ofcillation d'un cœur gêné & embarraffé. Quand
cette caufe vient du dehors, qu'elle tient à la
volonté de nos femblables, on eft bien coupable de faire fouffrir un être qui nous reffemble
& dont tout le crime, fi l'on peut s'exprimer
ainfi, n'eft fouvent qu'un fentiment tendre qui
devient importun par fa vivacité . . . . . Bon, vous
prenez de l'humeur pour cette digreffion ; c'eft
bien dommage d'altérer une phyfionomie auffi
douce.

Oferois-je vous faire répéter comment le fluide
univerfel vivifie tant de corps d'une nature fi
différente & d'une organifation fi particuliere ?

LA MARQUISE.

CE fluide devient magnétique par l'arrange-
ment des particules de matiere qui forment l'aimant dans la terre ; l'eau & l'air concourent à
cette combinaifon. Ce fluide eft électrique dans
le ciel (1) comme dans notre globe, par la rota-

____

(1) Le tonnerre qui électrife les corps, communique également
au fer la vertu magnétique : preuve évidente que le fluide

tion continuelle des aftres , qui s'agitant fans
ceffe , lui font produire le phénomene de la lumiere , &c. Le même fluide produit la gravité &
l'attraction , fuivant la proximité , la denfité ,
l'étendue des corps; enfin il s'animalife en nous
& dans les êtres de toutes les efpeces , par fon
affociation aux liqueurs qui compofent chaque
individu.

Tous les philofophes anciens & modernes qui
ont avancé qu'il y avoit dans la nature un germe
de vie indeftructible , ont fans doute foupçonné
les effets de ce fluide. Sous ce point de vue , le
germe ne peut ni s'altérer ni diminuer , ni augmenter , ainfi qu'ils l'ont avancé , quelque abon-
dante propagation ou mortalité qu'il puiffe arriver
fur la terre. La nature vit donc fur elle-même ,
& tout ce qui vit préfentement fera vivre les
êtres qui nous fuccéderont. Tatien qui avoit adop-
té le fyftême des Stoïciens , prétendoit qu'il y
avoit un efprit univerfel qui vivifioit les étoiles ,
la terre , les hommes , les bêtes , &c. Cet efprit ,
felon lui , eft différent , felon les modifications qui
l'animent , quoiqu'il foit unique & toujours le
même.

Par-tout on retrouve l'idée d'un principe géné-

électrique & magnétique ne différent en rien ; que c'eft le même
par-tout , fous des formes différentes ; & ceux qui ont imaginé
un fluide inné , le retrouvent encore dans le phénomene de l'é-
lectricité naturelle.

ral. Spinofa , qui prétendoit voir un Dieu modifié dans tous les êtres , ne mit peut-être au jour qu'une erreur d'expreffion. Nous en pourrions penfer autant de Pythagore & de fa doctrine. Il eft certain qu'il exifte une tranfmutation , fi les êtres qui vivent fe nourriffent de ceux qui les ont précédé. La morale de Pythagore ne fut fûrement pas entendue ; & plus on y réfléchit, plus on doit la rapporter à la tranfmutation d'un prin-cipe univerfel & matériel. Ariftote appercevant une caufe qui lui parut différente des quatre élé-mens , en imagina un cinquïeme , qu'il appella matiere fubtile. Anaxagore vit dans tous les êtres des molécules organiques & indeftructibles. De nos jours , la plupart des Phyficiens reconnoiffent un fluide dont l'activité & le mouvement font les propriétés effentielles.

LE COMTE.

IL me vient une idée : apprenez-moi, je vous prie , Madame , fi l'on n'auroit pas découvert comment on peut modifier & diriger tout-à-la-fois le fluide qui fait tant de chofes. Par exem-ple , fi je voulois toucher, ou pour mieux dire, attendrir un cœur , comment m'y prendrois-je , pour changer fa nature ?

LA MARQUISE.

SOYEZ en harmonie avec la nature , vous

C iv

le ferez avec chaque être en particulier..... Au
vrai, vous ne méritez gueres qu'on vous parle
férieufement... Effayons encore fi je fixerai vos
idées.. Je dois d'abord me rétracter. Il eft impoffible qu'il exifte une harmonie particuliere entre
tous les êtres. Quand il n'y auroit que la maladie & la vieilleffe , ces caufes fuffifent pour
déranger les mouvemens de l'agent univerfel. Les
liqueurs d'un corps privé de fanté ne circulent
plus avec facilité , ni d'une maniere avantageufe à
l'individu. (1). Chez le vieillard , les cartilages
s'offifient , les liqueurs s'épaififfent , le principe
de vie perd néceffairement de fon activité. Après
l'âge de cinquante ans , chaque année nous ôte ,
quelquefois fenfiblement , une portion de notre
exiftence & de nos relations avec les autres êtres.
L'homme , dit M. de Buffon , croît au-dedans , dès qu'il ceffe de croître au-dehors. Je
crois cependant qu'il eft un point où cet accroif-
fement eft un bien pour la perfection phyfique
de l'individu ; mais arrivé à ce point , un feul
degré au-deffus gêne les refforts , & ainfi par
gradation , jufqu'à la ceffation entiere du mouvement tonique , qui feul peut donner aux organes le jeu qui leur eft néceffaire.

---

(1) Dans les maux de nerfs , ce mouvement femble être un
mouvement de fcintillation affez vif pour la communiquer aux
nerfs d'une maniere fenfible & fouvent apparente à l'extérieur.

LE COMTE.

CE n'eſt donc pas préciſément le défaut de
mouvement qui tue le vieillard, c'eſt ſon irrégu-
larité. Car, ſans doute, quels que ſoient nos organes, le fluide de la nature eſt aſſez ſubtil pour
les pénétrer.

LA MARQUISE.

J'EN conviens, mais ce n'eſt plus de la même
maniere. Un obſtacle arrêtant ſa rapidité, il réflue
vers une autre partie, y porte l'engourdiſſement
ou la douleur, par la mauvaiſe modification qu'il
acquiert, en ſe dérangeant de ſon cours naturel.

En admettant des relations générales, particulieres & médiates avec tous les êtres, il n'y a
point d'organiſation troublée qui n'intéreſſe les
autres êtres; il n'arrive point de changement particulier qui n'en occaſionne un général. Un ſeul
courant, arrêté ou embarraſſé dans ſa pente naturelle dérange tous les courans qui l'avoiſinent,
& de proche en proche, tous les corps en éprouvent plus ou moins l'effet. Car le mouvement
de ce fluide ſe perpétue à l'infini.

Un principe commun & général pour tous les
êtres ſembleroit leur promettre une concorde &
une paix univerſelle; au moins devroit-elle exiſter
entre ceux pour qui le créateur a joint des
relations morales aux phyſiques. Cependant

ces relations morales occafionnent précifément le trouble & les malheurs dont les hommes fe plaignent. Ce font elles qui enfantent les paffions factices qui dérangent fi fouvent l'ordre néceffaire au bonhenr de la foçiété . . . . . La raifon, l'imagination, la réflexion, quels avantages favons-nous tirer de ces belles facultés ? Quelles modifications apportent-elles dans notre phyfique ? Quels enchaînemens de maux ? Quels abus ? Quels réfultats en favons-nous tirer ?

LE COMTE.

J'AVOUE, Madame, qu'il eft à cet égard, peu de côtés fatisfaifans. On pourroit, je crois, mettre en problême fi ces facultés font pour l'homme un bien ou un mal ; je n'en excepte pas même ceux qu'on appelle fages. Cette prétendue fageffe les rend atrabilaires. Ils déclament fans fin contre l'efpece humaine. Ils s'attriftent de fes erreurs, & tombent par là dans la plus fâcheufe pour leur repos, & la plus inutile pour leurs femblables. J'aime bien mieux ma philofophie. Elle me porte à aimer, à ufer par-tout des biens & des plaifirs qui me font offerts. Si le penchant eft produit par le fluide univerfel, je lui en rends de très-humbles actions de grace.

LA MARQUISE.

C'EST fort bien fait, M. le Comte ; la recon-

noiffance eft un devoir. Plaifanterie à part, il n'eft
pas douteux que tout ce que vous penfez, tout
ce que vous faites, ne foit produit par le fluide,
puifqu'il eft l'agent de notre ame & fon coopé-
rateur.

Revenons aux erreurs humaines. L'amour de
foi-même, fentiment inné, mais fouvent illufoire,
nous égare fur l'objet des biens que nous devons
défirer. Nous afpirons fans ceffe à la réalité d'un
bonheur que nous cherchons trop au-dehors. Par
exemple, combien d'hommes efperent le trouver
dans l'opulence, dans une charge, dans un emploi, dans un changement de lieu ? Étudions bien
ce que notre caractere naturel nous demande,
nous faurons ce qui nous convient. Tous les hommes ne font point deftinés par la nature à trouver
leur avantage dans la poffeffion des mêmes objets. On a vu des princes fur le trône, comblés
de richeffes & de toutes les profpérités, fe croire
malheureux, tandis que leur fort faifoit l'ambition de plufieurs milliers d'hommes. Pourquoi ?
c'eft que la naiffance n'eft pas fouvent d'accord
avec la nature. Celle-ci ne connoît aucune diftinc-
tion de rang ; elle peut donner à un prince des
goûts fimples qui l'euffent rendu plus heureux
dans une vie privée, fous un toit couvert de
chaume, que fous les lambris dorés d'un palais.
La plupart des hommes ne s'attachent point à
connoître ce qu'ils doivent défirer ni ce qui leur

convient; faut-il s'étonner qu'il y en ait si peu qui foient à leur place? Les hommes, en fe trompant fur les objets les plus intéreffans pour leur bonheur, enchaînent néceffairement une foule d'erreurs & de défordres qui nous offrent chaque jour quelque nouvelle fcene plus ou moins malheureufe; fuivant les circonftances. Le degré de force de nos paffions eft toujours à raifon de celui de nos organes. Cette force d'organifation n'eft point particuliere au plus grand & au plus gros individu; elle eft fouvent même étrangere; & dans le nombre des hommes victimes de leurs paffions, la plupart ne le font que des penchans factices nés de la fociété civile.

LE COMTE.

JE crois, Madame, qu'à bien confidérer les chofes, il n'y a point de paffion factice qui n'ait fa fource dans une paffion naturelle. L'amour du bien-être & de notre confervation eft donné à tous les hommes; cet amour peut faire jouer tous les refforts & produire l'ambition, la fauffeté, la fineffe, l'orgueil, la crainte & la foibleffe.

LA MARQUISE.

VOUS avez raifon; mais la fociété développe & dirige la plupart de ces paffions. Quelle ambition, quel orgueil peut avoir un homme ifolé? Dans la fociété, nos paffions dépendent les unes des autres. Nous nous les communiquons, & nous en faisons naître qui nous euſſent été étrangeres toute la vie dans une ſituation privée.

Le premier homme qui ſe mit en colere donna à ſon ſemblable, ſans qu'il ſût pourquoi, une impreſſion pareille à la ſienne, s'il eut des organes ſuſceptibles de ſe monter au même ton; ſinon, ſon émotion fut la crainte, état qu'il ne connoiſſoit pas davantage. Mais comme il émut ſes ſens, gêna ſes organes, il le trouva déſagréable; il jugea bientôt que, pour remédier à cette ſenſation fâcheuſe, il falloit faire craindre à ſon tour ou ſe dévouer à la volonté de celui qui le premier s'étoit mis en colere. Ce dévouement, en le contraignant, le rendit malheureux. N'ayant pu montrer une force égale, il employa la ruſe, pour ſe débarraſſer de l'eſclavage; la ruſe ſe trouvant impuiſſante, il en vint au crime. Voilà une ſuite de modifications dépendantes d'un accès de colere; voilà en même-temps comment la ſociété peut nous porter à des vices pour leſquels nous n'avions aucun penchant.

Le Comte.

J'admets, Madame, votre déciſion; ſeulement vous me permettrez de n'être pas d'accord ſur la multiplicité des vices, ni même des paſſions. Je regarde comme mouvement naturel & non condamnable tout mouvement qui nous porte à re-

pouffer ce qui nous eft contraire (abftraction
faite des loix de religion). Ne dois-je pas veiller
à ma confervation ? Serois-je pour cela un homme
vengeur & violent, fur-tout fi je ne vais point
au-delà des moyens néceffaires qui peuvent affurer ma tranquillité ? On confond trop facilement
ce qui doit être avec ce qu'on doit défendre.
Qu'un homme fin trompe un honnête homme,
pour en obtenir la faveur, voilà ce que j'appelle
un vice; mais quand, pour fe fouftraire à la do-
mination & aux mauvais tours d'un méchant,
ce même homme, doué de fineffe, faura préve-
nir fes deffeins & les faire tourner contre lui, il
aura fait une action naturelle. Il faut convenir que
toutes nos lumieres nous éclairent peu fur la connoiffance du bien, du mal & des actions indiffé-
rentes. Nous jugeons de tout fur des faits; mais
ces faits ne nous expliquent que rarement leurs
caufes; dès-lors nous jugeons mal. Ce qui fe paffe
dans l'homme n'eft bien connu que de lui . . . A
propos , Madame, du cœur de l'homme & de
ce qui s'y paffe, il eft une connoiffance qui pique
depuis long-temps ma curiofité , & fur laquelle je
n'acquiers aucun éclairciffement : fauriez-vous
pourquoi & comment nous éprouvons une forte
d'inquiétude que la plupart des hommes appellent
preffentimens ?

LA MARQUISE.

JE ne puis, M. le Comte, vous en donner

une définition bien certaine ; mais au moins elle sera vraisemblable. Je confidere les pressenti- mens sur les événemens heureux , comme une sorte de desir sans cause connue (1) & indéter- minée sur un objet. Cet état est accompagné de la joie , du contentement de l'ame ; il annonce un accord parfait entre les organes.

Le pressentiment des malheurs au contraire , loin de répandre en nous cette satisfaction , semble crisper tous nos nerfs, troubler nos liqueurs & gêner jusqu'à la circulation de notre sang.

Tous les pressentimens affectent nos sens inter- nes & ont par cela même une communication directe avec notre ame. Je ne puis assigner les fonctions de ces sens internes ; je pense simplement que toutes les sensations qui ne nous viennent point de la présence des objets , se doivent rap- porter à eux, comme aussi l'intérêt que prennent

---

(1) On pourroit dire , en quelque sorte , que presque tous les pressentimens sont en nous ce que nous appellons instinct dans les animaux. Cet instinct est une sorte d'attrait vers une chose qui leur est favorable , & une répugnance pour ce qui leur est contraire. Ce ne sont en nous que des mouvemens mécha- niques qui répondent à notre ame , sans l'instruire , quoi qu'il semble que nos sens internes ayent une communication directe avec elle , & qu'on doive plus compter sur leur rapport que sur celui de nos sens extérieurs. Cependant peu de gens en savent tirer des inductions , soit par l'habitude de ces mouve- mens ou le défaut de réflexion , ou peut-être encore la trop grande variété de nos sensations.

[48]

tant de gens pour des malheureux inconnus; intérêt qui semble exclure de leur pitié des malheureux plus à plaindre & qu'ils voyent journellement. J'ai vu pleurer sur la lecture d'un roman,
d'une tragédie, & être en même-temps auteur de
maux semblables. J'ai cherché la cause de cette
inexplicable conduite, je ne puis cependant l'en-
trevoir que dans un germe de sensibilité, seulement susceptible de développement dans les
occasions où l'imagination ajoute au sort du prétendu malheureux inconnu, soit par l'exagération
de ses malheurs ou de ses vertus.

Un pere fait souffrir à son fils des maux semblables à ceux qui au théâtre lui ont arraché des
larmes; mais il ne voit alors dans son fils qu'un
mauvais sujet qui mérite le traitement; qui l'a
choqué par ses défauts. Je suppose le fils innocent;
comment donc le pere dénaturé le persécute-t-il ?
Quelle opposition physique y a-t-il entr'eux ?
Je crois qu'il suffit que cette opposition se soit
marquée une fois par le jeu des organes, pour
avoir porté au pere une modification qui se sera
imprimée dans ses sens internes, (1) & que ces
mêmes sens rappellent suivant les occasions. Les
hommes qui ont un caractere absolument formé

____

(1) Il peut arriver même que l'organisation d'un pere &
d'un fils se trouvent entiérement opposée ; conséquemment leurs
actions le seront.

&

& décidé, font fujets à recevoir beaucoup d'im=
preffions défagréables. Elles leur femblent telles,
parce que leurs organes ont un mouvement qui
leur eft particulier & qui ne fe dérange qu'avec
effort. De cette conféquence réfulte l'étonnement
de certaines liaifons; mais qu'on fe perfuade bien
que deux fourbes, deux furieux, deux méchans
peuvent avoir quelquefois intérêt de fe rechercher. Leurs befoins réciproques les captivent, mais
ne les lient pas. Il faudroit que l'un des deux
facrifiât fa paffion, &c. &c. Pour conclure, on a
dit avec raifon que les liens du vice ne faifoient
pas ceux du cœur.

LE COMTE.

ASSURÉMENT, Madame; il n'y a que la
vertu qui convienne à tout le monde, même aux
fcélérats. Quel homme ne s'accommode pas de la
douceur, de la patience, de la modération, de
la charité, de l'humilité ? La vertu ne fait
fouffrir perfonne; elle s'exalte par les privations,
& le vice au contraire nuit à tout le monde.

Admirez-vous, Madame, comme ma queftion
fur les preffentimens nous a conduits aux mora-
lités ? Vous me permettrez d'y revenir, pour
vous faire part de mes réflexions. Je me perfuade
que, s'il exifte de vrais preffentimens, il eft fort
difficile de les difcerner, parce que toutes les
fois que nous avons éprouvé une fenfation, elle

s'imprime fur nos organes. Dès-lors notre imagination peut nous la faire répéter. Or les vrais
preffentimens deviennent inutiles, fitôt qu'il y
en a de faux qu'on ne doit confidérer que comme un jeu de notre machine bien ou mal montée, comme lorfque nous rêvons dans le fommeil...
Encore un à propos..... Cette comparaifon me
fournit une queftion nouvelle. Quelle eft en nous
la faculté qui dirige ces fonges extravagans qui
nous tourmentent la nuit? Se peut-il que ce foit
notre ame?

LA MARQUISE.

NOUS reviendrons à ce chapitre dans un autre
moment. Vous fouffrirez, M. le Comte, que je
n'abandonne pas celui des preffentimens. Je ne
vous ai point expliqué comment il fe pouvoit
faire que nous en euffions de véritables. Le fluide
univerfel qui nous rapporte l'impreffion de tous
les objets, eft le même qui occafionne nos preffentimens. Il ne me paroît pas incroyable que
la diftance des lieux ni même la multitude des
corps intermédiaires ne foient pas des obftacles
qui nous empêchent de recevoir une modification telle qu'elle feroit à peu près, fi nous étions
à proximité du corps qui nous la renvoye, fur-
tout fi le corps a de l'analogie au nôtre ou à
notre difpofition préfente. Pourquoi, dans un
inftant, n'éprouverois-je pas quelque chofe du

fentiment des biens ou des maux qui affectent mon
pere, mon frere, ou mon ami? Dans un inftant,
mes yeux font bien affectés par la lumiere du
foleil, quoiqu'à trente millions de lieues. Dans
une feconde, j'entends le bruit d'un boulet de
canon. Si nos fens extéri.u's étoient plus délicats, il ne feroit pas plus impoffible d'entendre
un bruit plus éloigné, voir des objets infiniment
petits, fentir des odeurs qui nous font inconnues
& qui ne paroiffent pas l'être à certains animaux.
Un exemple le prouve : les vues miopes ne dif-
tinguent point tout ce qui n'eft pas à leur proximité, tandis que la vue du commun des hommes s'étend au-delà de deux ou trois lieues. Or ,
rien n'égalant la vélocité du fluide de la nature ,
cette vélocité eft encore accélérée dans le cas
d'analogie entre les corps.

Je fuis convaincue que notre ignorance fur
tous les fecrets de la nature vient moins de fon
impénétrabilité que du peu d'attention que nous
donnons à nos fenfations. Il feroit à fouhaiter
qu'on dirigeât les premiers penchans de notre
enfance vers le goût d'obfervation. (1)

____

(1) Il eft cependant bien plus facile d'acquérir dés connoiffances fur les faits que fur les caufes. Nous connoiffons déjà
une multitude de faits & bien peu de caufes démontrées. Par
exemple , la raifon nous dit que notre ame agit fur notre
corps , que notre corps réagit fur elle ; mais elle ne nous dit

Paſſons à votre queſtion ſur les ſonges & la
cauſe qui les produit. L'homme dans l'état de
ſommeil n'eſt plus, je penſe, qu'une machine ani-
mée par le mouvement des liqueurs & des fluides qui ſont en lui & dont il eſt ſans ceſſe
pénétré. C'eſt dans cet état qu'il recueille, pour
ainſi dire, une proviſion de forces, pour fournir
aux fatigues de la veille; mais le peu de ſuite
& de liaiſon de ſes penſées comme de ſes paſſions, prouve que ſon ame ne participe que paſ-
ſivement à la création de ces chimeres qu'on
appelle rêves. Elles ſont un jeu des organes (1).
Notre ame conſerve ſi peu ſa qualité de juge,
que nous nous affectons d'images bizarres &

---

pas comment cela s'opere. Eſt-ce une influence ? Eſt-ce un
contact ? Ces deux moyens ſont communs à la matiere ; mais
entre un eſprit & la matiere, quelle cauſe peut rapprocher
ces deux êtres abſolument différens ? Notre intelligence trouve
donc des bornes juſqu'en nous-mêmes, auſſitôt que nous voulons remonter aux cauſes des effets. Il en eſt un encore auquel
peu de gens ſont attention : c'eſt la faculté commune à tous les
hommes de tranſporter leur eſprit à des diſtances infinies, &
d'en revoir de nouveau tous les objets, quand ils ont été une
fois ſur les lieux. Cette faculté concourt à rendre probable la
poſſibilité des relations phyſiques entre deux êtres éloignés qui
ont quelque analogie.

(1) Cette hypotheſe peut être communément vraie; mais ſi les
preſſentimens ont une réalité, il me ſemble qu'ils peuvent avoir
lieu pendant le ſommeil & inſtruire notre ame bien plus ſûrement
que pendant la veille où chacun de nos ſens extérieurs peut-être
occupé en même-temps. C'eſt alors que notre ame ne reçoit né-
ceſſairement qu'un rapport confus.

[53]

monftrueufes qui n’ont jamais exifté. Nous avons
même, dans le fommeil, des goûts & des paffions
étrangeres à ce que nous fommes dans la veille;
de forte que, fi l’on peut diftinguer dans l’homme
deux efpeces de fenfations, c’eft dans le cas du
fommeil & de la veille. Ces dernieres s’operent
par le concours de deux puiffances, l’ame & le
mouvement des organes; celles du fommeil font
purement phyfiques & dépendantes du fluide qui
coule, pénétre & abreuve nos fibres, en fe modifiant, fuivant la difpofition qu’il trouve dans
chaque organe. Car comment imaginer qu’un
phantôme dont l’image nous eft offerte par le
mouvement de nos liqueurs, nous renvoye un
fluide particulier ? On en peut dire autant de
l’impreffion que fera fur vous le portrait d’une
jolie femme, avec la différence que, fi c’eft dans
la veille, votre ame reprend fes droits de juge.
Je répete donc que les traits de ce portrait, auxquels vous attachez des idées de beauté & de
convenance, ne vous renvoyent aucune émanation caractériftique; mais votre ame qui juge de
la convenance par les traits que lui rapportent vos
yeux, agit d’après fon jugement, & d’accord
avec le fluide qui eft en vous. Il lui porte un
mouvement qui fe modifie dans l’organe propre
à la fenfation du defir ou de l’amour (1). Enfin

____

(1) Il ne faut pas regarder comme un effet de la fympathie le

tout nous ramene à l'opinion de dépendance
dans laquelle nous sommes des objets extérieurs.
Il n'eſt en nous aucune idée premiere que nous
ne leur devions, ou, pour mieux dire, que nous ne
devions à nos ſens qui les tranſmettent à notre ame.

Remarquez dans un cercle comme les différens
caractere vous communiquent leurs affections.
Un homme triſte & ſérieux vous inſpire l'ennui
& l'indifférence qui ſont en lui. L'homme faux
ou contraint, gêne tous ceux qui l'environnent.
L'homme impérieux ſubordonne preſque toutes
les volontés. Un geſte, un regard, tous ſes mouvemens déterminent vingt aütres hommes. Ces
effets ont leur cauſe dans le fluide de ces différentes perſonnes. Le fluide vient vous affecter ſuivant
les corps qui vous enrourent. Plus votre organiſation ſera inférieure en force à la leur, plus
elle ſe prêtera aux impreſſions extérieures. Nos
ſenſations ſont toujours en raiſon de nos diſpoſitions phyſiques.

L E C O M T E.

JE vous conçois, Madame. En effet, peut-on
raiſonnablement imaginer que notre ame qui

---

penchant que vous éprouvez une premiere ou une ſeconde fois
pour une perſonne que vous ne connoiſſez pas. La vraie ſympathie
eſt un ſentiment mutuel, égal & réciproque. Tous ces goûts
paſſagers & du moment ne ſont que les enfans de l'erreur & d'un
faux rapport de nos ſens.

n'eſt qu'une ſubſtance ſpirituelle, puiſſe être af-
feĉtée par un corps étranger à celui qu'elle anime?
Le mouvement de ce même corps, dont il paroît
qu'elle eſt ſuſceptible, eſt encore un myſtere auſſi
difficile à comprendre que l'union de ces deux
êtres ſi différens par leur nature.

L'explication que vous me donnez eſt une con-
ſéquence des principes que vous avez poſés. En
les admettant, il faut bien conſidérer l'homme
comme une petite portion de l'univers liée à la
maſſe générale, & dépendante par conſéquent de
toutes ſes parties, mais plus particuliérement de
celles qu'il avoiſine.

Me voilà perſuadé que notre ame n'eſt point
uniquement le mobile du jeu de nos organes,
parce que toute aĉtion involontaire ne peut lui
appartenir. Quand il m'arrive de remuer un bras,
une jambe, ou de faire une aĉtion oppoſée à celle
que je projette, mon ame alors eſt, pour ainſi
dire, éloignée, occupée ailleurs, tandis que mon
corps agit; & certainement dans les aĉtions que
nous appellons machinales, nous ignorons quelquefois totalement ce que nous avons fait; &
cette expreſſion familiere, *j'étois abſent*, ſemble
n'appartenir qu'à cette ſituation. Remarquez qu'il
n'y en a point dans l'homme qui déſigne mieux l'aſ-
ſociation de deux ſubſtances; mais riez auſſi du
ton de doĉteur que je prends dans ce moment.
C'eſt une diſtraĉtion, Madame; vous me la pardon-

D iv

nerez fans doute ; car elle n'a pas le confente-
ment de mon ame. Le fluide univerfel fe modifie
comme il veut, & quand je vous dis que vous
êtes adorable, vous avez tort de vous en fâcher ;
c'eft la force d'une modification habituelle qui
m'échappe involontairement ; ce n'eft donc plus
ma faute, c'eft celle de votre fluide qui m'a porté cette impreffion.

LA MARQUISE.

SANS ce dernier aveu, M. le Comte, j'allois
chanter victoire. Je vous croyois bonnement
rendu à la raifon ; vous difcutiez tout-à-l'heure
en homme réfléchi fur les deux fubftances de
notre être. J'étois fort fatisfaite de vous entendre. Vous perdez une grande partie de votre
mérite pour un mot déplacé. J'avoue que vous
faites des progrès dans la fcience d'un principe
général ; que même vous me donnez envie d'a-
jouter de nouvelles lumieres à celles que vous
me montrez. Sans chercher bien loin, nous trouverons dans la conduite des animaux des traits
fuffifans pour affermir nos opinions. Ne convenez-
vous pas, qu'à beaucoup d'égards, ces êtres que
nous dominons nous reffemblent infiniment ? Sans
entrer en détail fur leurs qualités phyfiques, ils
ont comme nous de la mémoire, de la réflexion,
une forte de jugement, enfin de bonnes & mauvaifes inclinations. Si on les châtie quand ils

font mal , ils fe corrigent de leurs défauts , &
lorfque , féduits par l'occafion , ils y retombent
de nouveau, ils évitent la préfence de leur maître , parce qu'ils fentent qu'ils ont tort. Le chien ,
le plus commun des animaux qui vivent parmi
nous , combine fes idées , en fait tirer des con-
féquences, puifqu'il craint d'être châtié en re-
tombant dans une faute pour laquelle il l'avoit
déjà été. Un homme qui n'auroit pas vécu en
fociété auroit-il d'autres notions du bien ou du
mal, s'il n'avoit pu comparer l'avantage de l'un,
& l'inconvénient de l'autre ? La différence que
je remarque entre nous & les animaux, c'eft
que ceux-ci ne peuvent acquérir qu'un certain
nombre d'idées ; tandis que nous les pouvons
étendre à l'infini. C'eft ici où nous trouvons encore des preuves qu'il réfide en nous une fubftance
purement fpirituelle. Non-feulement nous avons
la faculté de comparer & de multiplier nos idées ,
nous pouvons auffi rectifier tous nos jugemens &
perfectionner de nous-mêmes tout ce que nous
entreprenons. Les animaux n'éprouvent point
d'idées au-delà de la fûreté de leur confervation,
de leurs befoins ou de ce qu'ils ont appris , quoique leurs fens paroiffent auffi parfaits que les
nôtres, & que quelques-uns le foient même davantage. L'odorat dans les chiens eft d'une déli-
cateffe furprenante ; cependant le nombre de

leurs idées paroît borné chez les plus intelligens
de ces animaux. Mais la nature dirigée en toutes
fes loix par une fageffe fuprême, leur a donné
toutes les connoiffances néceffaires à leur confervation. On feroit même tenté de leur croire, à
cet égard, une fupériorité fur nous.

A côté d'une plante funefte par fes propriétés,
l'animal choifit la plante falutaire qui doit entre-
tenir fa vie & fa fanté. Enfin il a encore fur nous
l'avantage d'avoir, quoique en petit nombre,
des fenfations bien plus fûres que les nôtres. Il
difcerne communément très-bien ce que nous
appellons preffentimens. Un chien diftingue fon
ennemi même avant de le voir; il diftingue
fouvent celui de fon maître.

Le coquin qui attend un voyageur au coin
d'un bois excite les aboiemens & l'effroi de cet
animal, tandis qu'il ne dit rien aux paffans. Il y
a donc une émanation de cet homme qui vient
frapper les organes du chien. Cet homme renvoie
donc par ce moyen le caractère de la paffion dont
il eft affecté.

Perfonne n'ignore qu'il eft peu de ces animaux qui ne puiffent retrouver un maître abfent,
après avoir flairé les traces qu'il a faites, quoi
que d'autres perfonnes euffent dû les détruire
en y paffant. Chaque homme, ou pour mieux

[59]

dire, chaque être, quoiqu'exiſtant par le même
principe, a donc ſes émanations particulieres qui
ſont autant de preuves que, dans chaque corps, ce
fluide vivifiant ſe modifie de toutes les manieres.

Les volatils domeſtiques, en qui l'inſtinct paroît
ſi borné, ſont effrayés à l'approche d'un oiſeau
de proie qu'il n'ont pas encore apperçu : comment
pourroient-ils avoir cette terreur, ſi un fluide
émané de l'oiſeau ne venoit frapper l'organe qui
fait l'inſtinct de leur conſervation ? Une autre
remarque également ſurprenante & connue de
tout le monde dans les pays ſujets aux tremble-
mens de terre : quelque tems avant l'exploſion,
& lorſque la nature eſt encore tranquille, le ciel
ſerein, tous les animaux courent avec un air effaré.
Les chevaux attachés henniſſent, ils rompent
leurs licols ; les chiens hurlent, les rats & les ſouris
ſortent de leurs trous, les oiſeaux font des efforts
inutiles pour voler ; ils tombent étourdis. On
voit tous les êtres annoncer la terreur dont ils
ſont ſaiſis. (1) Qui peut produire un effet auſſi
général, ſi ce n'eſt un agent univerſel ? Quel
exemple prouve en même-temps plus clairement
ces diverſes modifications ? Un cheval, un chien,
un rat, un oiſeau, ont-ils des organiſations ſemblables ? Il ſeroit abſurde de le penſer. Mais ils

____

(1) Voyez l'hiſtoire philoſophique & politique de L. R.

ont tous un organe propre à la sûreté de leur conſervation. On voit juſqu'au moindre inſecte fuir le danger qui le menace.

Tous les animaux, me direz-vous, ont donc des organes diſtincts, faits pour chaque ſenſation? Cette vérité me paroît inconteſtable. L'obſervation de quelques habiles anatomiſtes le confirme. Ils ont remarqué qu'après avoir diſſéqué des chiens, tous ceux qu'ils rencontroient les ſuivoient pendant pluſieurs jours avec un air effaré, les aboyant juſqu'à ce qu'ils ne les apperçuſſent plus. « D'où pouvoit venir cette frayeur, re- » marque M. le Cat ? Qu'avoient autour d'eux » ces anatomiſtes qui avertît ces animaux du » meurtre de leurs ſemblables ? Ce ne peut être » qu'un fluide émané du chien diſſéqué. Ce fluide » ne peut pas être non plus la tranſpiration or- » dinaire des humeurs; ces humeurs ſont inca- » pables d'inſpirer la terreur. Ce n'eſt pas même » un fluide ſpiritueux du même caractere que » celui qui tranſpire ordinairement de l'animal ; » car il ne feroit pas plus d'impreſſion ſur ceux » de ſon eſpece, que n'en fait ſur eux la tranſ- » piration que l'on prend d'un chien que l'on » careſſe. Or celle-ci, loin de les faire fuir, » les attireroit, comme l'éprouvent ceux qui » aiment les chiens & qui ſont accoutumés à les » careſſer. Il eſt donc hors de doute que le chien » que l'on diſſeque vivant, communique un fluide

» qui porte l'effroi dans ceux de son espece. D'où
» l'on ne sauroit s'empêcher de conclure que le
» fluide du chien mourant dont les anatomistes
» & leur atmosphere sont imbus, porte le carac-
» tere des frayeurs de la mort dont cet animal
» étoit saisi entre leurs mains, & qu'il affecte
» dans les autres chiens une substance susceptible
» de la même impression de terreur, & qui par
» conséquent ne peut être que le même fluide
» animal, l'ame sensitive de ces animaux ».

M. le Comte, plus je réfléchis à votre opinion sur l'inutilité des sciences, plus je suis tentée de vous trouver un peu déraisonnable. Il est certain que l'homme parvient à connoître de grandes vérités à force d'observations. Si on vous assuroit qu'il existe un monde d'esprits, comme le prétendent certains cabalistes, & qu'on vous ajoutât que vous en aurez un jour la certitude, vous regarderiez cette assertion comme absurde : hé bien ! moi je n'oserois la nier. L'homme a acquis des connoissances qui pourroient paroître aussi incroyables à celui qui les ignoreroit absolument. Si on disoit à un sauvage, qui ne connoîtroit pas les caracteres de l'écriture : Je vais m'éloigner de cent lieues de vous, mais vous saurez par moi-même tout ce que je pense. Je donnerai à mes pensées un corps qui vous les fera reconnoître. Si les formes que je leur donnerai vous trompent, tous les autres hommes qui ont

l’habitude de les difcerner vous en donneront
très-facilement l’explication. Si en faifant voir
une ville à ce même fauvage je lui difois : Je
puis vous montrer les édifices que vous admirez
à mille lieues d’ici, & même, fi vous voulez,
toutes les villes de l’univers, dans une efpace
de deux pieds, & cependant elles vous paroî-
tront avoir leur grandeur réelle : mon fauvage
ne me croiroit fûrement pas, n’ayant aucune
idée du deffin ni des effets de l’optique. Je lui
propoferois encore d’admettre comme une vérité
qu’on peut voir clair en plein minuit. Il trouveroit
ma propofition ridicule & s’en rapporteroit à
fes yeux, quoique je lui affuraffe qu’ils le trompent,
que l’obfcurité n’eft que relative à notre maniere
de voir, que l’expérience qu’offrent plufieurs animaux qui ne voyent que la nuit, eft encore ap-
puyée par des témoignages humains & de perfonnes qui font parvenues à voir très-clair dans
des endroits extrêmement ténébreux. Vous êtes, à
quelques égards près, un peu reffemblant à ce
fauvage, pour être trop perfuadé qu’une infinité
de chofes font impoffibles. Vous voulez négliger
toutes les connoiffances; cependant les plus petites vérités ont conduit les perfonnes de génie
aux plus grandes découvertes. Hé bien, quand
la fcience feroit ce que vous dites, un enchaîne-
ment d’erreurs, ne feroit-elle pas encore une forte
de bien en occupant les hommes ? Tous ceux qui

n'ont pas cette reſſource, trouvent le temps ſi long dans ſa durée-journaliere, qu'on diroit que chaque jour leur paroît un mois.

LE COMTE.

J'EN conviens, Madame; il y a plus : c'eſt que tel qui ſe plaint de la longueur d'une journée, trouve aſſez ſouvent le total de la vie trop court. Cette inconséquence de calcul eſt inconcevable, quoique très-commune...... J'allois me répandre en réflexions ſur un ſujet étranger aux preuves que vous m'avez données de l'exiſtence d'un fluide univerſel. Quant à ce qui arrive aux animaux lors d'un tremblement de terre, penſez-vous que l'épaiſſiſſement de l'air qui doit gêner leur reſpi‑ ration, ne ſuffiſe pas pour leur donner les ſi‑ gnes de la frayeur? Un animal, en pareil cas, s'agite, parce qu'il ſouffre, mais cela ne prouve point qu'il ait le preſſentiment de ce qu'il doit craindre, & je m'étonnerois encore plus ſi vous doutiez que les hommes ne fuſſent pas également ſuſceptibles de ces effets. Nous ſommes quant au phyſique ſemblables aux animaux.

LA MARQUISE.

VOUS avez raiſon, M. le Comte. Je vais tâcher de répondre à votre difficulté, lorſque nous aurons diſcuté celle de l'épaiſſiſſement de l'air. Penſez‑ vous que le fluide préſque palpable fût ſuſceptible de l'élasticité & de la subtilité que nous reconnoissons dans le fluide élémentaire ? Il est donc essentiel qu'ils s'associent ensemble. Nous recevons l'un & l'autre par la respiration, mais l'air n'est point assez pénétrant par lui-même, pour passer par nos pores. Ce que nous en respirons est avantageux à la délicatesse de nos poumons, en ce qu'il tempere l'activité du fluide universel qui les déchireroit ou dilateroit peut-être à l'excès. Quelques voyageurs, en abordant de hautes montagnes, en ont fait l'épreuve. On en a vu s'y trouver mal au point de perdre connoissance; parce que l'air y est si raréfié, qu'il faudroit être né dans un tel lieu pour y pouvoir vivre. Je doute même que la durée de la vie y fût aussi longue que celle du commun des hommes, à cause de la trop grande activité du principe universel. Les expériences que je vous cite prouvent sensiblement que ce n'est pas seulement l'air que nous respirons qui nous fait vivre, mais avec lui un fluide, ame universelle de la nature, qui se modifie dans tous les cas possibles ainsi que dans tous les corps; la bonne ou mauvaise modification qu'il a acquise se communique à tous les êtres, comme nous en voyons la preuve lors d'un tremblement de terre dans la frayeur qui saisit les animaux.

Vous me demandez pourquoi les hommes ne l'éprouvent pas aussi sensiblement. Leurs sensations
trop

trop fréquentes & trop variées les distrayent nécessairement, & leur font prendre l'habitude de ne point réfléchir à ce qu'ils éprouvent. Aussi jugent-ils imparfaitement d'une infinité de choses. Car eussions-nous éprouvé vingt fois une sensation sans y avoir réfléchi, notre être moral n'en sera gueres plus habile.

LE COMTE.

VOUS permettrez, Madame, qu'ici je ne sois pas entiérement de votre avis. J'ai eu comme un autre homme mille sensations diverses auxquelles je n'ai pas fait d'attention ; cependant aujourd'hui quand elles se répétent en moi, il s'y joint je ne sais quel pressentiment qui semble dilater ou resserrer les mouvemens de mon cœur. Je sais que ce n'est point un effet de la réflexion ni de l'expérience ; la plupart n'ont jamais été suivies d'événemens fâcheux. Pourquoi donc éprouvé-je dans ce cas une sorte de crainte ou d'espérance d'un bonheur ou d'un malheur inconnu. Comment expliquer cet état, à moins que d'adopter les prétendues *pressensations* de certains somnambules magnétiques qui annoncent, dit-on, jusqu'aux moindres circonstances qui doivent arriver dans leurs maladies, comme dans celles de ceux qu'ils touchent ? Je ne puis me rendre à de pareilles rêveries. L'enthousiasme fait toujours voir en toutes choses, non ce qu'elles sont ni ce qu’elles peuvent être, mais ce qu’on défire qu’elles foient. Pour moi je ne puis confentir à croire ce qui me paroît impoffible.

LA MARQUISE.

VOUS bornez la poffibilité des événemens à peu de chofes. Dites-moi, M. le Comte, en eft-il beaucoup que nous puiffions comprendre? On affure qu’un fomnambule n’eft capable que de fenfations naturelles. Avons-nous acquis des preuves contraires pour rejetter cette opinion ? D’un autre côté je vois des prédictions qui me femblent dans un ordre au-deffus de la nature; mais où font fes limites? Et toute notre fcience peut-elle affigner le degré d’approximation ou d’éloignement de l’homme civilifé ? Plus je me retrace ces réflexions , plus je demeure dans un fcepticifme raifonné. Je parlois de cette nouvelle doctrine, il y a huit jours, à un de fes amateurs : « Ne vous efcrimez pas tant, me
» dit-il; je me fuis toujours garanti de l’enthou-
» fiafme, mais après bien des obfervations, je
» fuis maintenant convaincu, que non-feulement
» un fomnambule connoît fes maux & prévoit
» ce qui doit lui arriver, mais encore qu’il peut
» lire, (fi l’on peut parler de la forte,) dans
» les penfées de fon magnétifeur. La penfée n’eft
» qu’un mouvement fimple qui correfpond aux
» mêmes fibres du cerveau d’un magnétifé, com-
» me un inftrument parfaitement d’accord répond

» à un inftrument femblable en touchant les cor-
» des enfemble ou féparément. Du moment où
» le rapport eft établi, cet être s'identifie, en
» quelque façon, avec fon médecin. Toutes fes
» facultés lui font tellement foumifes, qu'on
» pourroit dire qu'une même ame anime deux
» corps. Tous les mouvemens du médecin, dis-
» je, correfpondent au malade ; tous fes orga-
» nes font montés au même ton. Sa volonté
» même n'eft plus à lui, & fa dépendance eft fi
» abfolue, (excepté pour commettre le mal,)
» que le médecin peut tout fûr lui, parce qu'il
» reçoit exactement toutes les modifications qui
» font en lui, qui lui font portées par les éma-
» nations continuelles du fluide univerfel & d'une
» influence de l'ame plus facile à remarquer qu'à
» comprendre. Un malade en crife magnétique
» ne fent le mal d'un autre malade que parce
» qu'il eft, dans cet état, d'une fi grande fuf-
» ceptibilité, qu'il éprouve au même organe le
» fentiment du mal qu'il touche. Qui ne fait que
» les fenfations d'un fommeil ordinaire font in-
» finiment plus vives qu'aucunes de toutes les
» fituations de la vie?

LE COMTE.

Vous me faites naître, Madame, le defir
d'avoir une crife magnétique... Oh ! comme
j'aimerois à pénétrer toutes vos penfées, à m'i-

dentifier avec vous! Si vous pouvez m'en donner une, je me réfigne à toute la dépendance que vous pourrez exiger.

LA MARQUISE.

Il n'eft point néceffaire, M. le Comte, d'éprouver une crife pour connoître mes penfées ; le commerce de la vie les dévoile affez fans que nous le voulions. Et d'ailleurs je ne crois pas qu'on puiffe donner des crifes à volonté, ni faire éprouver d'effets fenfibles à un corps en fanté. Le fluide y paffe fans rencontrer d'obftacles ni caufer de fenfations extraordinaires. Suivant M. Le Cat, c'eft par le fommet de la tête que nous en recevons la plus grande quantité, (1) à l'endroit qu'il nomme la dure-mere & la pie-mere, dont il fait le fiege de notre ame matérielle & celui du principe de tous nos nerfs d'où dépendent nos organes. En effet, comme le cerveau eft le fiege de nos plus belles facultés, il eft probable que c'eft-là où le fluide fe modifie d'abord, pour circuler enfuite dans chaque organe où il fe modifie encore de nouveau, fuivant la volonté de notre ame, ou les impreffions extérieures.

---

(1) Il eft en quelque forte prouvé que les végétaux même reçoivent plus de nourriture par le fommet de leurs branches que par la racine. Ainfi c'eft une maniere de parler, quand on dit qu'en certains temps de l'année la feve monte. Son effet me paroît femblable au cours naturel de notre fang plus ou moins agité, fuivant les caufes phyfiques.

‛ Je vous le répete encore, nous nageons continuellement dans un fluide, principe de nos biens & de nos maux. Tous les corps fe touchent, & le fluide paffe fans ceffe de l'un à l'autre, en les pénétrant tous. Le plus petit infecte a fon atmofphere, comme le plus gros individu.

Je regarde comme un effet phyfique & bien naturel la répugnance qu'éprouvent certaines perfonnes pour un corps quelconque qui les approche, même une plante, un animal. Le fluide de la nature étant fufceptible de prendre un caractere particulier dans chaque corps, il y peut acquérir une maniere d'être oppofée & contraire au corps où il fe communique.

Cet objet fera à l'avenir celui de mes obfervations. Il mérite attention; mais en attendant de plus grandes lumieres, je demeure convaincue que le meilleur ami d'une perfonne malade doit être fon meilleur médecin, & celui qui doit l'approcher le plus fouvent.

Le Comte.

Je me réjouis, Madame, de cette conviction, dans le cas où vous deviendrez malade, fuppofé que de votre côté, il n'y ait pas de répugnance... A propos du fluide univerfel, favez-vous que fes détracteurs attribuent à la chaleur de notre atmofphere, aux émanations des corps, les mêmes

effets que vous lui attribuez? J'ai entendu faire
à cet égard des raifonnemens fpécieux auxquels
cependant je ne me fuis pas arrêté. Dans les temps,
je ne voulois que rire : un farcafme valoit mieux
pour moi qu'une longue démonftration. Et d'ailleurs il me paroiffoit étonnant qu'un être brute
tînt fon efpece de vie du même principe qui
fait la mienne.

LA MARQUISE.

ACTUELLEMENT, M. le Comte, vous regar-
dez cette opinion comme une vérité claire &
démontrée. Car s'il y avoit autant de principes
que nous voyons de corps différens, je ne fais
comment ils pourroient agir les uns fur les autres. Néceffairement des principes oppofés fe
nuiroient fans ceffe. La nature feroit dans un
combat & une guerre éternelle; tous les corps
oppofés tendroient à fe fuir, & la multitude en
feroit infinie. Il n'y auroit que des froiffemens
& des chocs; nos fens ne feroient plus un bien-
fait de la nature. Sans differter longuement fur
ce fujet, concluons que nous avons un principe
commun avec les êtres brutes. Qui fait même fi,
excepté la penfée, il y a entr'eux & nous une
différence auffi grande que nous le croyons. Un
animal paroît fenfible au plaifir & à la douleur.
Qui peut nous affurer que les minéraux & les
végétaux n'ont pas auffi une forte de fenfibilité ?

Le plus intelligent des animaux ne diffère d'un arbre & d'une pierre que par son organisation. Il ne réside en lui que l'ame matérielle de la nature. La mort n'est point pour lui une séparation de deux substances semblables aux nôtres ; ce n'est qu'une cessation de mouvement tonique, une désorganisation complete (1).

LE COMTE.

ON pourroit vous objecter , Madame , que l'homme , à bien des égards , paroît vivre & mourir de la même maniere ; mais , comme vous l'avez remarqué vous-même, la possibilité qu'il a d'étendre ses pensées à l'infini , la liberté qu'il sent en lui , lorsqu'il fait quelque action , ce desir continuel qui le fait aspirer sans cesse au bonheur, sont autant de preuves qu'il y a en lui une ame im-

---

(1) On pourroit ajouter que la mort est encore le terme de tout mouvement de communication aux différentes parties des corps animés. Delà suit une dissolution totale des parties grossieres de tout être en général. Mais il reste de tous les corps une substance qui ne peut périr. Semblable à celle de notre ame elle demeure incorruptible , peut-être indivisible , mais dégagée du tissu grossier qu'elle faisoit mouvoir. On a peut-être grand tort de regarder toutes les relations de revenans comme des chimeres. Nous voyons , en certains temps , des simulacres dans les cimetieres , qui nous prouvent que cette substance de vie matérielle conserve du mouvement & de l'activité après la dissolution de nos corps , suffisamment pour en offrir la représentation.

Cette idée , susceptible d'extention , en peut fournir de favorables à la palingénésie.

mortelle. Il eſt vrai que ſon union avec nos corps eſt toujours un myſtere inconcevable. Comment imaginer la liaiſon d'un être ſimple avec un être compoſé, ces deux êtres toujours unis, & agiſ- ſant en quelque ſorte ſéparément dans une infi- nité de circonſtances ? Je me chargerois plus volontiers de pénétrer juſqu'à vos plus ſecretes penſées que d'approfondir une telle vérité.

LA MARQUISE.

VOUS voulez, M. le Comte, exercer ma pa- tience, par vos digreſſions perpétuelles. Le ton des petites phraſes à la mode eſt une paſſion pour vous. Il faut bien vous le paſſer. Trouvez bon que je reprenne la ſuite de mes réponſes à vos difficultés.

Si les effets du fluide univerſel n'étoient pure- ment que la chaleur ou la tranſpiration des corps, comment, par exemple, l'aimant agiroit-il ſur un autre aimant, même à travers un corps opa- que ? Eſt-ce la chaleur d'une cloche qui me ren- voie des ſons ? Eſt-ce la chaleur d'une plante qui me renvoie des odeurs ? Et comment les perſonnes qui ſe voyent journellement ne gagneroient- elles pas les infirmités les unes des autres, puiſque cette chaleur, cette tranſpiration eſt aſſez ſubtile pour pénétrer les corps ? Le bon ſens ſe refuſe à cette hypotheſe. Mais qu'on me diſe que, par la vo-

lonté (1), on puisse produire sur son semblable
de bons ou de mauvais effets, je le crois. Je me
persuade qu'un homme rempli décidément de
l'affreuse intention de communiquer un mal qu'il
auroit, pourroit le faire jusqu'à un certain degré,
par une forte émanation de fluide. On ne peut
expliquer autrement les maléfices & les prétendus
sorts dont on se moque avec raison, quand on
les envisage comme des secrets donnés par le
diable ; mais qui, dépouillés de cette idée, mé-
ritent peut-être plus qu'on ne pense l'observation
de ceux qui dans les effets recherchent les causes.
Mais la plupart des hommes n'aiment que le
merveilleux ; & comme s'ils connoissoient les
loix de la nature, ils jugent & décident de ce
qui ne doit pas lui appartenir. Cette erreur a
souvent fait voir des miracles dans des effets

____

(1) Nul homme ne connoît peut-être le pouvoir ni l'influence
de sa volonté : j'entends une volonté positive, un vouloir absolu.
Jugeons-en par la différence des actions faites machinalement ou
par habitude avec celles que nous avons déterminées & auxquelles
nous voulons réussir. Si je trouve par hasard un grain de sable sous
mes dents, dit M. de Tressan, il me cause une sensation désagréa-
ble ; je ne puis l'écraser. Si je veux briser de la même maniere un
corps beaucoup plus dur, je réunis alors toutes mes forces & je
réussis. Combien a-t-on vu de personnes faire des actions presque
miraculeuses par un effort absolu de leur volonté ? Cette volonté,
telle que je la suppose, porte une commotion dans toute la machine qui, en exaltant & triplant la force de ce qu'on appelle
esprits animaux, nous rend capables des actes les plus surprenans.

purement naturels. Car qu'eſt-ce qu'un miracle ?
C'eſt une exception aux loix générales de la nature. Qui les connoît ces loix, & qui peut mettre
entre l'ordre ſurnaturel & elle, une ligne de
ſéparation ?

L E C O M T E.

VOUS m'avez convaincu, Madame, que la
chaleur des corps n'eſt point l'agent de l'influence
qu'ils ont les uns ſur les autres. Il y a bien, je
penſe, un feu central commun à tous les corps ;
ce feu eſt l'ame de votre fluide univerſel ; ce n'eſt
pas l'idée qu'on m'avoit offerte.

L A M A R Q U I S E.

IL eſt bien flatteur pour moi, M. le Comte,
de vous ramener à mes opinions. Suivons enſemble les effets de la chaleur, & parcourons les
climats où elle regne preſque toute l'année. La
durée de la vie des hommes n'y eſt jamais auſſi
longue que dans les pays tempérés. Les habitans
foibles, efféminés, n'ont communément ni courage ni valeur ; les maladies épidémiques y ſont
extrêmement fréquentes ; ce qui n'arrive preſque
jamais aux peuples du nord, qui ordinairement
fourniſſent une longue carriere. Ainſi la chaleur
& la tranſpiration ne ſont donc point des avantages ; au contraire, puiſque même un apparte-
ment expoſé au nord eſt plus ſain qu'au midi.
La remarque en a été faite particuliérement dans

des cas de maladies contagieufes. Ce n’eft pas
que le vent du nord foit favorable à la fanté,
car il arrête fort fouvent la tranfpiration; mais
ce vent ne regne pas toujours. On peut d’ailleurs
s’en préferver, tandis que le fluide élémentaire
à cette expofition fe communique en plus grande
abondance & pénetre tous les corps. Sa circulation étant du nord au fud, comme nous le prouvent les pieces de fer qui s’aimantent dans cette
direction, il eft bien probable que nous le recevons dégagé des modifications malfaifantes.

L e C o m t e.

Je cròyois, Madame, que nous recevions ce
fluide du dehors dans toute fa pureté, qu’il ac-
quéroit feulement en nous de mauvaifes qualités
par la difpofition viciée de nos liqueurs & de
nos organes.

L a M a r q u i s e.

Quand cela feroit vrai, M. le Comte, ne
refpirons-nous pas avec lui l’air qu’il nous apporte? Nos fens nous avertiffent affez fouvent
que l’air n’eft pas toujours également pur, qu’il
traîne avec lui trop fréquemment un principe
contagieux.

L e C o m t e.

Cela eft vrai, Madame; mais l’imagination

feule ne peut-elle pas troubler & corrompre nos
liqueurs ?

LA MARQUISE.

QU'EST-CE que c'eſt que l'imagination, ſi vous
ne lui ſuppoſez pas un agent ? Et ſi cet agent n'eſt
pas notre fluide univerſel, quel ſera-t-il donc ?
L'imagination eſt, comme toutes nos facultés,
occaſionnée par le mouvement. Il feroit abſurde
de ſuppoſer qu'elle eſt un être purement moral ;
elle n'eſt que l'effet d'un accord parfait entre nos
deux ſubſtances. Ainſi le fluide de la nature concourt d'une maniere poſitive à ſon jeu, aux
vérités qu'elle enfante ou plutôt qu'elle découvre,
comme aux erreurs qu'elle renferme (1).

LE COMTE.

VOS réflexions, Madame, me paroiſſent très-
fondées , & elles peuvent ſe rapporter à toutes

____

(1) J'ai vu pluſieurs malades entreprendre de ſe diſtraire de la penſée
de leurs maux & y parvenir ; mais auſſitôt que la plus légere cauſe
pouvoit leur en rappeller le ſouvenir, ils ſouffroient de nouveau.
Je connois quelqu'un qui ne peut entendre ni prononcer lui-même
le mot *hoquet*, ſans éprouver cette incommodité. Je n'ai gueres
connu de gens enrhumés qui n'aient touſſé à chaque fois qu'on
leur parloit de leur état. Je regarde tous les individus comme
dépendans malgré eux d'une diſpoſition d'organes accidentelle ou
habituelle, dont le moindre reſſouvenir décidoit le jeu, parce
que toute penſée, comme je l'ai dit ailleurs, ne peut être produite ſans le mouvement du fluide qui circule en nous.

nos facultés : elles dévoilent en même-temps la cauſe de l'imitation ſi ordinaire aux gens d'une organiſation foible , & particuliérement aux enfans chez leſquels elle n'eſt pas formée. L'imitation , ce me ſemble , n'eſt que l'effet d'une communication de mouvement qui vous rappelle une ſenſation que vous avez eue déjà ou que vos organes ſont diſpoſés à recevoir..... Oſerois-je vous demander encore quelques éclairciſſemens ?

LA MARQUISE.

VOLONTIERS , M. le Comte ; je dois à votre docilité & à vos heureuſes diſpoſitions la complaiſance de me réſumer de nouveau , à condition que vous croirez ſans replique à mes autorités. Cela eſt d'autant plus facile , que je vais vous citer un homme ſavant. « M. Le Cat nous dit
» que les ſenſations & les paſſions conſiſtent dans
» des modifications particulieres d'un fluide qu'il
» appelle animal , (la dénomination ne change
» rien ,) propre à chaque organe. Quand le
» fluide du cerveau eſt revêtu d'une de ces mo-
» difications, quoique cette modification remue ,
» ou plutôt faſſe effort pour remuer tout le fluide
» animal correſpondant aux autres organes , cet
» effort n'a lieu que ſur le fluide de l'organe qui
» eſt à l'uniſſon avec cette modification (1).

---

(1) L'imagination des femmes groſſes qui ont ce qu'on appelle
vulgairement des envies ou deſirs violens de poſſéder ce qu'elles

Il s'enfuit qu'un mouvement que nous recevons du dehors, s'il correfpond à un de nos organes y portera le ton qu'il vient d'acquérir. La comparaifon fuivante, tirée du même auteur, vous fera comprendre ce que je m'efforce de vous expliquer.

» Prenez deux baffes de viole parfaitement
» d'accord; touchez à vuide l'une des deux baf-
» fes, vous obferverez dans l'autre baffe que la
» corde pareille à celle que vous touchez aura
» un trémouffement fenfible par l'accord des vi-
» brations entre les cordes, & il n'y aura que
» cette corde dans la baffe que vous ne touchez
» point qui recevra cette impreffion.

Chacun de nos organes eft fait pour une fenfation; c'eft une vérité qu'un homme même borné peut reconnoître. Sans cela, que ferionsnous? Nous n'éprouverions que des mouvemens confus qui ne caractériferoient ni la joie, ni la crainte, ni la fenfibilité. La vue d'un danger ne nous effraieroit pas plus qu'un fpectacle charmant; ou, pour mieux dire, ne fachant rien dif-

---

fouhaitent, annonce les diverfes modifications du fluide animal. Car leur enfant eft communément marqué de la chofe qu'elles défirent au même endroit où elles fe touchent en ce moment. Cela prouve encore que le fluide animal de l'enfant exécute la même marche & produit les mêmes fenfations qu'éprouve la mere. Les obfervations les plus furprenantes appuyent cette opinion que plufieurs naturaliftes regardent comme un rêve de bonnes femmes tinguer, notre condition feroit femblable à celle des êtres brutes.

LE COMTE.

IL eft, Madame, des fituations dans la vie où leur état feroit digne d'ambition. Que diriez-vous, fi je vous avouois que quelquefois j'ai défiré ..... Mais non ..... Vous gronderiez; je me reprocherois d'altérer une phyfionomie auffi fereine. Je paffe à votre décifion qui, dans le fond, me paroît très-jufte. Si, par hafard, on vous demandoit quel eft le point fixe où ceffent les fonctions de notre ame, que répondriez-vous ?

LA MARQUISE.

QUE le point ne fe peut fixer, parce que les deux fubftances qui nous animent font toujours unies, quoiqu'il nous femble quelquefois que l'une & l'autre agiffent féparément & en même-temps. Leur union eft tellement néceffaire, que la vie de l'homme en dépend. J'admets feulement que le corps peut agir fans la volonté de notre ame, comme on le remarque dans les actions que nous appellons machinales; & notre ame n'agit qu'en portant un mouvement à notre corps, mais cependant elle lui eft infiniment fupérieure, en ce qu'elle juge & compare nos actions. C'eft elle qui tient l'équilibre entre le bien & le mal,

nos paſſions & nos vertus. Mais malheureuſe-
ment le juge eſt ſuſceptible de ſéduction. La ſupériorité de l'ame conſiſte à comparer, & à prononcer ſur ce que nous devons faire. La puiſſance
inférieure peut la gagner ou lui réſiſter. Tout
doit ici s'accorder avec la liberté (1).

Nous avons dit que les deux puiſſances qui
compoſent notre être, ne ſont réellement ſépa-
rées & diviſées qu'à la mort. Quoique chacune
faſſe en même-temps des actions oppoſées, leur
état ordinaire à l'égard l'une de l'autre ne ſe
peut définir que par le terme d'action & de réaction. C'eſt dans les ſituations d'incertitude &
d'indéciſion, que nous concevons ces effets. Il
ſemble, dans ces occaſions, que nous ayons deux
volontés diſtinctes. Le fluide animal, en diſpo-
ſant le jeu de nos organes, ſuivant les objets qui
les frappent & nos diſpoſitions, tend à porter
notre ame aux penchans & aux paſſions que cet
agent développe en nous. Plus ſon activité eſt grande, plus elle agit ſur notre être moral. Il en réſulte

----

(1) M. le Cat va plus loin, &, ſans doute, plus qu'il ne doit.
« L'ame a, dit-il, une antagoniſte qui la domine quelquefois,
» très-ſouvent même. Or, s'il y a chez nous, dans nos or-
» ganes, une puiſſance qui ſe révolte contre l'ame & qui exécute
» des mouvemens contraires à ſes ordres, pourquoi cette puiſ-
» ſance n'agira-t-elle pas auſſi indépendamment de cette ſubſtance
» penſante, & en ſon abſence, ſi l'on peut dire » ? (Phyſ.
pag. 195.)

pour

pour l'homme fage une fituation extrêmement
pénible, jufqu'à ce qu'il ait pu prendre un parti
décidé. L'homme dont l'organifation eſt forte &
vigoureufe, fera plus qu'un autre expofé à ce
combat que l'homme foible, qui plie à tous les
mouvemens qui s'operent en lui.

Je n'entends point par force d'organifation la
grandeur ni la groffeur d'un individu. Cette force
eſt une certaine difpofition d'organes fur lefquels
les impreffions ne fe gravent peut-être pas facilement; mais elles font folides & durables, tant
pour le bien que pour le mal.

L'homme d'une organifation foible, eſt prefque
toujours décidé par les circonſtances & dominé
par le pouvoir des fens. On doit fe défier d'un
tel homme plus que d'un méchant qui le feroit par
caractere. On parvient à deviner ce qu'il doit
faire dans toutes les occafions; & l'homme foible, qui fuit l'impulfion de tous ceux qui l'ap-
prochent, fait alternativement du mal & du bien,
fans qu'on puiffe motiver fes actions. C'eſt le cas
où l'on peut dire que, dans de tels individus,
la faculté penfante paroît abfolument dominée.
Cette foibleffe tient fans doute à nos organes,
mais je la crois auffi dépendante de notre éducation primitive. Il eſt poffible de donner du reffort aux organes délicats d'un enfant, en com-
mençant par écarter de lui tout ce qui reffemble
à la molleffe. Un exercice proportionné à l'âge,

F

de grands fpectacles , des difcours qui peignent le courage, mais fur-tout un exemple qui le prouve. Les enfans font abfolument portés à l'imitation; il eft de conféquence de leur montrer des vices, puifque leurs organes•fe modifient communêment d'après celle de leur pere ou de leur inftituteur. Je vous ai expliqué cette caufe phyfique; il eft inutile de fe répéter. Sans le vouloir, je me fuis diftraite du fujet que je devois fuivre.

LE COMTE.

DANS cette occafion, Madame, ce n'eft pas fans doute par foibleffe d'organes; fi je ne me trompe, on doit rapporter votre digreffion à un conflit d'idées qui partent de l'imagination.

LA MARQUISE.

IL importe peu d'approfondir cette caufe. Ce que je fais bien, c'eft que je voulois vous parler des facultés les plus particulieres à notre ame, telles que font la mémoire, le raifonnement, la perception, l'imagination, &c. J'ai perdu de vue, pour le moment, les idées que j'avois fur cette matiere; effayons cependant de les retrouver. Mon opinion eft que ces facultés appartiennent tellement à notre ame, qu'elle peut, quand elle veut, les faire répéter au fluide animal, en l'obligeant de reprendre les modifications qui conftituent chacune de nos fenfations. Il eft donc clair que

nos paffions ne font pas purement des mouvemens phyfiques. Je vais vous rapporter ce que
M. le Cat en penfe. « La paffion eft une action
» de l'ame unie au fluide du cerveau qui, à l'oc-
» cafion d'une fenfation, prend fes modifications,
» & produit dans le plexus les émotions qui carac-
» térifent les paffions ». Vous me demanderez, fans
doute, pourquoi nos idées & nos paffions, qui
fouvent fe gravent fi fortement fur nos organes,
changent quelquefois au point qu'un objet qui
nous paroiffoit agréable ou charmant, vient tout-
à-coup exciter notre dégoût, quelquefois notre
horreur.

Je vous répondrai que ces changemens font du
reffort de notre ame qui a le pouvoir de comparer nos fenfations, d'examiner la caufe qui les
produit, & d'en porter, comme nous l'avons
dit, le jugement qu'elle veut. Les mouvemens
qu'elle donne à fon tour à nos organes, en peuvent changer la difpofition ou augmenter nos goûts
& nos paffions, fi cette fubftance penfante eft
féduite par les fatisfactions que nos fens lui pro-
mettent. Inftruits enfuite par l'expérience ou gui-
dés par des principes, nous favons comparer les
biens & les maux d'un goût ou d'un penchant;
nos réflexions alors en peuvent effacer toutes les
traces, & produire en nous des mouvemens tout
contraires à ceux qui caractérifoient nos goûts &
nos paffions.

Toutes nos opérations phyſiques & morales
dépendent donc du concours de nos deux ſubſtances. Chaque ſens a ſes organes & ſes ſenſations
particulieres. « Nous avons, dit M. le Cat, des
» oreilles pour entendre, des yeux pour voir,
» une langue pour goûter, &c. C'eſt, ſans doute,
» que la lumiere, le ſon, les ragoûts, &c. ne
» ſauroient affecter notre ame, ſans la médiation
» de ces organes & du fluide qui les anime ; parce
» que la diſproportion de ces matieres à notre
» ame eſt trop grande, pour qu'elle puiſſe lier
» avec elles un commerce immédiat, en ſorte qu'il
» faut que ces matieres ébranlent l'organe, en-
» ſuite communiquent ſon impreſſion au fluide
» animal, & celui-ci à l'ame ».

Par cette communication, on voit que l'organe
eſt médiateur entre l'objet & le fluide animal,
& ce fluide médiateur entre l'organe & l'ame.
Non-ſeulement la paſſion eſt une action de l'ame
unie au fluide du cerveau, mais ce que nous
appellons l'eſprit, l'imagination, la perception,
la mémoire, ſont autant de facultés qui lui appartiennent. Dans toutes les occaſions où nous avons
beſoin de recourir aux unes ou aux autres, nous
ſentons que c'eſt véritablement notre tête qui tra-
vaille. Cette opinion eſt même ſi générale, qu'elle
eſt paſſée dans le langage familier. N'a-t-on pas
vu des perſonnes gagner infiniment à l'opération
du trépan, d'autres y perdre l'eſprit le plus bril-

[85]

lant , comme la mémoire la plus heureufe ? Nous
ne pouvons nous diffimuler que tout notre moral
ne tienne au phyfique de notre conformation. Il
n'eft pas plus douteux que toutes nos ames créées
à l'image de la Divinité , foient non-feulement
reffemblantes, mais femblables ; & fi elles font
femblables , comment concevoir la diverfité des
efprits, des caracteres, des génies, fi elles ne
dépendent pas du jeu de nos organes ? Le moindre dérangement de fanté , en changeant notre
organifation , change , comme on le voit tous
les jours, nos goûts, nos idées, notre maniere
de voir & de fentir. L'ame & le corps ont donc
réciproquement une influence immédiate l'un
fur l'autre. Il me vient une réflexion, qui peut-
être vous paroîtra finguliere, c'eft que je fuis
portée à croire que l'homme qui a joui toute fa
vie d'une fanté parfaite, eft plus exempt de vices
qu'aucun de fes femblables, fi des circonftances
malheureufes ne l'y ont, pour ainfi dire, entraîné.
J'imagine que l'être en parfaite fanté eft le feul
qui s'identifie avec toute la nature. Il reçoit
facilement toutes les impreffions qui lui font offertes. Le fpectacle de la douleur fait frémir fon
ame ; celui de la bienfaifance dilate fon cœur,
détend fes nerfs. Un beau jour lui fait éprouver la
joie ; un ciel chargé & nébuleux lui donne une
pente à la mélancolie , &c. Enfin cet homme, tel
que je le fuppofe pour la fanté, reconnoîtra fur

lui l'influence de tous les temps & l'impreſſion
de tous les objets qui l'environneront; mais il ſera
affecté bien plus particuliérement par ſes ſemblables. Des reſſemblances d'organiſation, des relations morales & phyſiques ſeront pour lui autant
de liens qui l'attacheront à ſon eſpece.

Perſonne ne peut méconnoître l'influence marquée qu'ont les uns ſur les autres preſque tous
les hommes qui vivent enſemble. Elle eſt ſouvent
ſi forte, qu'elle paſſe dans le ton, dans les manieres extérieures, & ſi l'on vouloit y faire attention, on reconnoîtroit toutes les perſonnes
de la même ſociété, en les voyant ſéparément.

Une influence purement phyſique ſe remarque
également entre les animaux. Elle fait en eux la
ſympathie ou l'antipathie ; mais communément
ils s'attachent les uns aux autres, ſi on les éleve
enſemble dès l'enfance, quelque diſparité d'eſpece qu'il y ait entr'eux. Cet effet ne peut dépendre que des organes qui ſe forment en même-
temps dans chaque animal, & qui ſe trouvent mo-
difiés alternativement les uns par les autres.

LE COMTE.

IL ne ſera donc plus étonnant, Madame, que
la connoiſſance des effets du fluide univerſel
opere une révolution dans nos mœurs. Il eſt
clair qu'en dirigeant nos habitudes phyſiques, on
influera ſur le moral. Ce ſeroit un grand bien

que tous les hommes fuffent inftruits de quelle
maniere ils peuvent s'affecter (1) , quel moyen
peut apporter un changement dans l'organifation
d'un enfant, & pourquoi ce moyen qui réuffit
avec l'enfant doux & timide, ne doit pas être
celui qu'il faut employer avec l'enfant hardi &

---

(1) Nos attachemens font rarement un effet de la réflexion :
ils dépendent communément des rapports phyfiques & des relations que nous avons avec les objets qui deviennent ceux de
notre tendreffe. L'être qui fouvent nous a le plus coûté de foins,
de peines & de tourmens , eft celui que nous préférons. Une
mere & un pere aiment fouvent moins le plus aimable de leurs
enfans que e plus délicat , le plus infirme & celui qui a le
plus befoin d'eux. Ce font donc nos relations qui nous attachent ; & notre tendreffe augmente avec nos attentions & nos
foins. Nos organes prennent l'habitude des fenfations douces.

Par une fuite de ce même principe de notre attachement , on
peut expliquer celui des vieillards pour la vie. Comme ils ont
eu des relations infinies , ils y tiennent de tous côtés. L'habitude chez la plupart des hommes n'eft point l'effet d'aucunes confidérations morales ; elle n'eft qu'un effet phyfique , mais
fi puiffant pour les organifations fortes ou bornées à un petit
nombre de fenfations , qu'on a vu des exemples inconcevables de
ce que j'avance. On rapporte entr'autres un fait fort furprenant d'un
malheureux enfermé depuis fa jeuneffe dans un cachot. Le hafard veut qu'en creufant à côté de cet affreux fouterrein , on
découvre qu'il renferme un être vivant. On perce : on apperçoit
un homme. On le retire avec les précautions ufitées en pareil cas.
Sorti de ce lieu d'horreur avec lequel il étoit familiarifé depuis un
laps de temps confidérable , il retrouve tout changé ; un nouvel
univers s'offre à fes yeux. Plus de parens , plus de connoiffances ,
aucunes relations. Tous fes fens font affectés d'une nouvelle maniere qui lui femble étrangere & fi nouvelle qu'il demande à
retourner dans fon cachot.

F iv

décidé. Il ne me paroît pas très-difficile de faire comprendre ces moyens aux gens bien élevés. Les expressions d'influence sont même fort en usage dans le sens littéral, comme dans le sens figuré. L'un dit qu'un événemeut influe sur son bonheur; un autre reconnoît les influences des temps sur sa santé, &c. Il ne reste donc à connoître que la cause de ces influences. On est certain maintenant de son existence; il ne faut que du temps pour en tirer un parti utile à l'humanité.

En rapprochant toutes les observations qui peuvent démontrer le pouvoir universel du fluide de la nature, il seroit difficile de se refuser à des faits. qui portent avec eux l'empreinte de la vérité. J'ai vu des hommes d'un esprit ordinaire remarquer que les suicides sont beaucoup plus communs en hiver qu'en toute autre saison, particuliérement dans les deux mois les plus nébuleux, novembre & décembre : n'est-ce pas reconnoître l'influence des temps, & en comprendre en quelque sorte la cause?

LA MARQUISE.

NE croyez pas, M. le Comte, qu'une découverte s'accrédite facilement, sur-tout parmi les hommes qui se prétendent savans. Chaque homme, dans cette classe, n'est fonciérement satisfait que de ses propres observations. S'il profite de celles des autres, c'eſt qu'il eſpere aller plus loin que ceux dont il ſemble ſuivre les traces. Tant il eſt vrai que l'amour-propre ſe cache preſque toujours entre. nous & nos lumieres.

Je ſais, comme vous, que le terme d'influence eſt une expreſſion familiere à tout le monde, qu'on employe ſans réflexion & ſans ſavoir comment ni par quel moyen s'opere cette influence. Perſonne n'ignore celle d'un chef de famille ſur toute ſa maiſon. Il n'eſt pas un domeſtique dont l'organiſation ne ſoit montée au ton de la ſienne. C'eſt cette remarque qui a donné lieu au pro-verbe, *tel maître, tel valet*, ſans qu'on penſât pour cela qu'il étoit naturel que l'organiſation la plus forte par elle-même ou par les circonſ-tances morales & de ſituation, dominât la plus foi-ble. Je n'ai gueres vu d'ancien domeſtique qui ne fût reſſemblant à ſon maître dans toute ſa conduite extérieure. Cet effet confirme encore les relations directes qui exiſtent entre les perſonnes qui vivent enſemble. Je ſais qu'il eſt des peres & des maîtres qui ſe laiſſent conduire par de jeunes enfans ou par leurs domeſtiques; ce ne peut-être que par une ſuite d'extrême foibleſſe d'organiſation ; & on peut dire alors que les ſentimens de tendreſſe & d'attachement qui ho-norent communément le cœur qui en eſt ſuſcep-tible, le dégrade en quelque ſorte, quand ils ne ſont pas réglés par le bon ſens & la raiſon.

Un autre inconvénient pour les peres ou les maîtres, c'eſt qu'il eſt rare qu'en ſe laiſſant aller à une indolence & à une foibleſſe auſſi mépriſable, ils ne faſſent de fort mauvais ſujets.

Il eſt facile à tout homme éclairé de diriger les penchans d'un enfant, quand il n'y en a encore aucun de formé ni de décidé en lui. Le premier ſoin doit être d'exciter ſa ſenſibilité, ſoit par des diſcours ou des ſcenes attendriſſantes ; & le grand point pour réuſſir, eſt de paroître pénétré ſoi-même du ſentiment qu'on lui veut inculquer. On eſt ſouvent étonné qu'un enfant, malgré les ſoins qu'on prend de le corriger, ſoit opiniâtre, entêté, orgueilleux & ſujet à l'humeur. Ce ſont des défauts qu'il prend dans la maniere dont on lui donne des leçons. Nous communiquons aux enfans preſque toutes nos affections, & nos défauts en développent ſouvent en eux qu'ils n'euſſent peut-être jamais eus, ſans la mal-adreſſe de nos moyens. Une trop grande fermeté porte certains enfans à la timidité ou à la fauſſeté, ſur-tout quand leurs organes ſont plus foibles que l'âge ne le comporte. Avec ces défauts, l'enfant ne reçoit plus que des impreſſions pénibles qui n'avancent point ſon éducation, parce qu'auſſitôt qu'un maſque les couvre, on ne les reconnoît plus, & l'on méconnoît également les moyens d'éducation qu'il faut employer.

Il eſt fort peu de gens à caractere, parce qu'il

eſt peu de bonne éducation. On voit tous les jours des perſonnes qui croyent que leur ſituation les oblige à montrer des penchans oppoſés à ceux qu'ils ont, quand ils ne ſont pas mauvais. Je ne ſais pourquoi ſe faire une loi d'un défaut mépriſable, & s'expoſer à montrer autant de caracteres différens qu'on eſt expoſé à changer de poſition. Cette erreur fait regarder à tort comme un axiôme ce propos tant répété, que *les honneurs changent les mœurs*; abus des termes : une ſituation heureuſe met à l'aiſe, & nous fait bientôt connoître; voilà ce qu'ils operent.

Le principe des-paſſions que nous apportons en naiſſant, ou que l'éducation nous a données, ne ſe détruit jamais, parce qu'il tient à la diſpoſition de nos organes. La raiſon, les circonſtances de la vie peuvent diriger ce principe d'une maniere utile à ſoi-même & à la ſociété. Peu d'hommes ſavent tirer un parti auſſi avantageux de leurs penchans.

Le Comte.

MAIS, Madame, ſi cette raiſon, qu'on vante par-tout, ne tenoit pas elle-même à notre phyſique, pourquoi verroit-on des hommes déteſter leurs paſſions, pleurer ſincérement leurs égaremens, & y retomber auſſitôt?

LA MARQUISE.

AH ! M. le Comte, quand on eſt parvenu à
ce degré, ſoyez ſûr que le repentir n'eſt que
l'effet des peines attachées à une telle inconduite.
Ce n'eſt pas préciſément ſa paſſion qu'on hait,
mais les chagrins qu'elle nous occaſionne. Ce
n'eſt pas elle qui nous fait répandre des larmes,
ce ſont les diſgraces & le blâme qu'elle nous
attire. Il y a dans l'homme tant de ſenſations ſi
diverſes, & dont les effets extérieurs paroiſſent
être les mêmes, qu'il faut une longue expérience
pour connoître le cœur humain. Chacune de
ces ſenſations dépend des ſenſations précé-
dentes. Voilà ſouvent ce qui nous trompe dans
les jouiſſances que nous nous promettons. J'en
fis dernièrement l'épreuve d'une manière frappante. Je fus me promener la veille d'une char-
mante fête où je me promettois tous les plaiſirs.
Le haſard me conduit à la cabane d'une famille
malheureuſe, où le ſpectacle de la douleur & de
la miſere s'offroit par-tout à mes regards ; je
conſole, j'aſſiſte ; ces ſecours ne ſont que des adou-
ciſſemens momentanés. Je rapporte chez moi un
cœur oppreſſé d'attendriſſement & de chagrin de
ne pouvoir changer le ſort de ces infortunés. Ces
idées m'occuperent juſques dans le ſommeil ...
Jugez ſi le matin j'étois capable de me livrer aux
plaiſirs qui m'attendoient. Un cœur dur eût fait une

[93]

comparaifon orgueilleufe de fon état avec celui
de ces malheureux; cette comparaifon eût ajouté
à la jouiffance de la fête où je me trouvai, moins
dans l'efpérance du plaifir que pour ne me pas
fingularifer.

L E C O M T E.

Vous me faites de plus en plus obferver,
Madame, combien la premiere éducation mérite
d'attentions & de foins. Je conçois parfaitement
que nos premieres idées nous font fuggérées, &
que c'eft d'elles que dépendent en partie la droi-
ture de notre jugement & la direction de nos penchans. J'admire comme la nature eft pour vous
un grand livre dont vous recueillez chaque jour
quelque nouveau trait? Maintenant je ne dirai plus
que les perfonnes réfléchies font les plus malheureufes; je vois qu'elles ont toujours quelque nouvelle jouiffance. Déformais, Madame, vous trou-
verez en moi un néophite difpofé à fuivre vos
leçons & à régler fes penchans fur les vôtres.
J'avoue que je fuis bien fatisfait de connoître la
caufe des fenfations que j'éprouve. Il en eft une,
fans plaifanterie, à laquelle je ne puis jamais
échapper, qui me gagne auffi promptement qu'une
contagion; c'eft un embarras d'expreffion, une
obfcurité d'idées, trop ordinaire à une infinité de
gens. Dès que j'ai le malheur d'en rencontrer,
je deviens fubitement un fot.

LA MARQUISE.

CECI, M. le Comte, appuye ce que j'ai avancé des effets de notre fluide & de ses modifications opposées. Si j'étois incrédule, je ne voudrois pas d'exemple plus frappant. En un mot, avec un fluide universel, on explique tout ce qu'on veut. Le contact des corps peut-il se comprendre sans ce moyen? La cohésion de toutes les parties de la matiere se peut-elle définir autrement qu'en supposant que le fluide les presse en tout sens & les unit de la sorte? On voit la preuve du contact par l'expérience de deux tables de marbre appliquées l'une sur l'autre, & qu'il est impossible de séparer, si l'on ne fait couler l'une des deux. La raison de ce phénomene n'existe que dans le mouvement naturel du fluide élémentaire que nous avons dit être en ligne droite, puisque c'est la vraie direction du nord au sud. En ne perdant point de vue l'idée du plein, nous admettons sans peine que ce fluide est la cause du mouvement, des sensations, de l'élasticité, de la pesanteur, de la sensibilité des corps organisés, enfin de toutes les qualités reconnues dans la matiere.

LE COMTE.

JE vous avoue, Madame, qu'avant cet entretien, je n'avois aucune connoissance des propriétés ni de la pente de votre fluide; j'en aurai toute ma vie une décidée à tomber d’accord avec vous; mais quoique vos décifions foient propres à affervir la façon de penfer générale; les efprits de travers diront que vous faites de la matiere un mobile univerfel, agiffant puiffamment dans cé que nous appellons loix phyfiques & morales. Au refte, moquons-nous de ces clameurs; nous reconnoiffons dans l’homme une fubftance fpiri-tuelle qui a le privilege de difcerner nos fenfa-tions & de faire répéter à nos organes celles qui font paffées, de comparer leurs forces, leur chan-gement, leur contrafte, &c.

Le mouvement des organes, occafionné par le fluide, caufe la fenfation; ce mouvement eft fou-vent involontaire, & notre ame a fi peu de pou-voir fur lui, en cette occafion, que nous fommes la plupart du temps très-fâchés des fenfations que nous recevons du dehors. Mais fi je veux me rappeller ce que j’éprouvai il y a dix ans, je fens alors en moi une faculté qui n’eft pas un fimple jeu des organes, je n’éprouve plus la même fen-fation; ce n’eft que la réminifcence d’une fenfa-tion paffée que mon ame me retrace fouvent avec la plus grande indifférence... j’allois, Ma-dame, m’embarquer dans des explications qui vous vont bien mieux qu’à moi, qui ne fuis qu’un ignorant fur les vérités métaphyfiques; il ne m’eft réfervé que l’admiration; fouffrez au moins que je vous la témoigne.

LA MARQUISE.

VOUS craignez peu, M. le Comte, de bleffer ma modeftie ; les propos honnêtes font chez vous une affaire de ftyle ordinaire.

Je fuis bien aife que vous remarquiez que le pouvoir de notre ame eft facile à diftinguer. Vous voyez qu'en admettant dans l'homme la faculté d'une volonté abfolue, c'eft fuppofer une puiffance diftincte du corps. Car cette volonté ne peut exifter en lui que par l'éntremife d'un être intelligent. Il ne faut pas grande (1) attention pour être frappé de cette vérité, mais encòre n'eft-elle pas faite pour le plus grand nombre : il y a tant de gens qui n'ont pas l'habitude de réfléchir & qui ne croyent pas en avoir le temps ! Toutes les impreffions fe fuccedent chez eux, comme dans une machine qu'on a montée pour fe prêter à tous les mouvemens. Voilà l'exiftence des gens qui vivent dans le tourbillon du monde, & de beaucoup d'autres qui, avec des mœurs plus fimples, n'en font gueres plus capables de réfléchir.

On a dit de tout temps que les hommes, raffemblés en grand nombre, devoient néceffaire-

---

(1) S'il n'y avoit pas dans l'homme une puiffance capable de réfifter aux mouvemens du fluide univerfel , il feroit toujours foumis à fon impulfion fans pouvoir jamais s'y oppofer.

ment

ment fe corrompre, parce qu'ils s'affujettiffoient naturellement aux paffions les uns des autres. On avoit remarqué cet effet bien avant d'en connoître la caufe; effet provenant de la dépendance d'une organifation plus forte que n'eft la nôtre. Il fe trouve par-tout, dans tous les états comme dans toutes les claffes, des hommes qui dominent leurs femblables. Voyez particuliérement dans les Corps: une ou deux perfonnes en foumettent cinquante autres. s'il s'en trouve deux, elles auront chacune leurs partifans; & de ce moment, les intrigues, les fourberies, les trahifons, &c. feront les armes de la plupart des adverfaires. L'homme dans l'état de nature & l'homme ifolé, ne connoiffent point de telles paffions.

Le Comte.

Je le crois, comme vous, Madame. Par exemple, la querelle d'un Sauvage fe décide fur le champ. S'il fe trouve des témoins, chaque combattant aura fans doute fes partifans; car fuivant vos principes, les paffions font contagieufes; ou elles fe communiquent, ou elles en développent dont on ne fe feroit pas cru capable. Leur caufe étant un mouvement fufceptible de modification, il varie dans chaque individu, à raifon de fes organes. A propos de cette variété, je ne connois pas d'être que vous puiffiez obferver avec plus de curiofité que Madame de.... C'eft une me-

G

bilité d'organifation vraiment étonnante. Je l'ai
vue dans plufieurs fociétés, en prendre, en arri-
vant, fi bien le ton, qu'on eût dit qu'il lui étoit
naturel. Je l'ai vue paffer d'un jour, & quelquefois d'une heure à l'autre, du ton d'une femme
de qualité à celui de la femme du peuple. Je ne
la rencontre jamais que je ne juge de la fociété
qu'elle vient de voir. Je me plais fort fouvent,
en caufant avec elle, à la faire paffer par une
variété infinie de fenfations plus difparates les
unes que les autres. Elle eft, en un mot, compa-
rable à une méchanique dont on tient les refforts en main. Un pareil être doit fe trouver
à fon aife, en quelque lieu qu'il foit; il ne lui
en coûte aucun effort pour fe prêter à toutes les
impreffions qui lui font offertes; & au contraire,
une perfonne dont l'organifation fera forte, ne
fe pliera pas, fans beaucoup de peine, à tout
ce qu'exige la fociété.

LA MARQUISE.

FORT bien, M. le Comte; vous raifonnez
comme un homme qui en a depuis long-temps
l'habitude. Dieu fait ce qu'il en eft. Il eft toujours
bien vrai, qu'avec de l'efprit, on eft ce qu'on
veut être. Pour ne point perdre de vue notre
fujet, revenons-y; le tour des complimens fe
retrouvera.

Je penſe comme vous ſur les ſuites de la foibleſſe & de la force des organiſations. La nature
aſſigne à chaque perſonne en particulier le rôle
qu'elle doit faire, & la place qu'elle doit occuper.
Si le ſort, l'uſage & les préjugés nous en éloignent,
nous ſommes certainement malheureux.

On regarde comme une vérité, que tous les
hommes ſont nés pour la ſociété; ſans doute, jufqu'à un certain point; mais nous avons porté
trop loin nos beſoins & notre dépendance, à cet
égard; ou, pour mieux dire, nous avons pris
l'opinion & le préjugé pour le beſoin. Une charge,
un emploi, une ſociété ne me conviennent pas,
pourquoi m'en faire une néceſſité? C'eſt parce
qu'on y attache des idées auxquelles mon orgueil
& mon ambition trouvent leur compte, & pour
cette conſidération, je ſacrifie mon penchant &
mon bonheur à deux paſſions qui ne me ſatiſ-
feront jamais.

Je n'ai vu que très-peu de gens ſatisfaits de
leurs places & de leurs ſociétés, encore étoient-
ils, par leur naiſſance, leur fortune & leurs
talens, dans le cas d'y prendre un ton d'aiſance
ou même de ſupériorité. Car ſouvent il ſe joint
des conſidérations morales à ces ſortes d'effets
phyſiques.

L E C O M T E.

J'AI fait moi-même cette remarque, & j'ai

G ij

plus vu de gens riches que de gens de mérite,
avoir un ton prépondérant dans une société, soit
ndifférence ou modeftie de la part de ces derniers;
j'en vois affez fouvent dont on ne s'occupe gueres,
& qui n'ont pas l'air de s'en foucier.

LA MARQUISE.

HÉ bien, M. le Comte, votre obfervation
rentre encore dans mes principes. L'homme indifférent ou l'homme modefte, ne renvoyent à
ceux qui les entourent que l'affection dont ils
font occupés. Notre volonté modifie & détermine
le fluide qui eft en nous, à produire l'effet que
nous défirons. Ainfi les gens modeftes ou indif-
férens rempliront leur objet, auffi bien que l'homme occupé de fon mérite, qui ambitionne que
tout le monde y faffe attention.

LE COMTE.

ASSURÉMENT , Madame. Je fuis donc plus
malheureux que tous les hommes; car je recon-
nois fouvent, auprès de vous, l'impuiffance de ma
volonté, & cependant vous prétendez que vingt
fpectateurs peuvent reffentir les effets de celle
d'un feul homme.

LA MARQUISE.

JE ne vois rien d'impoffible à cela; leur vouloir, en ces circonftances, ne fronde pas abfo-

lument celui de tous les fpectateurs; c'eft un effet
tout naturel, que vous éprouvez tous les jours,
en entrant dans un cercle; les différentes phy-
fionomies révelent ce que font les divers individus
qui le compofent, & en les examinant toutes,
vous éprouvez autant de fenfations différentes,
qu'il y a de différens caracteres, ou au moins
que vous croyez en appercevoir. Car l'erreur de
nos jugemens produit la même fenfation; il en
eft de générales qui affectent tous les hommes en
même-temps. Car, quoiqu'il y ait des différences
d'organifation dans chaque homme, il y a auffi
des rapports, fur-tout entre des invidus qui vivent
beaucoup enfemble.

» L'homme, en comportant une activité conti-
» nuelle, promue du dedans au-dehors & du de-
» hors au-dedans, électrife fans ceffe tous les
» êtres foumis à la fphere de fon activité; c'eft-à-
» dire, (relativement à fes femblables) que tan-
» tôt il amplifie leur atmofphere, en excitant dans
» leurs cœurs des mouvemens vifs & rapides,
» & tantôt il laiffe cet atmofphere fe refferrer,
» en excitant dans leur ame des affections d'in-
» dolence, de froideur & d'indifférence (1).

Il ne faut que de l'attention, pour être perfuadé de ce que dit ici M. Carra. Examinez ce que

____

(1) Nouveaux principes de phyfique de M. Carra, *pag.* 31.
Tom. II.

produit en vous l'homme malheureux qui veut
vous toucher, l'homme juftement affecté de colere qui vous expofe l'offenfe qu'il a reçue, l'homme doux & modéré qui cherche à mettre par-tout
le calme qu'il trouve dans fon cœur, &c. Ainfi
on peut donc dire que la volonté de l'homme eft
l'inftrument de fon électricité animale, quand aux
êtres bien portans ; car celui qui eft privé de
fanté, l'eft en même-temps de prefque toutes
fenfations agréables. Dès qu'il n'eft plus à l'unif-
fon avec l'harmonie générale, il n'en peut recevoir
que des commotions douloureufes, tant que l'accord n'eft pas rétabli. Que de mouvemens il fe
paffe en lui, puifque chaque penfée en occafionne un ! Notre électricité naturelle fe peut comparer à l'électricité artificielle : l'une & l'autre font
produites par un mouvement vif du fluide élémentaire. Ce ne font point deux fluides particuliers, mais feulement des modifications différentes.
» L'électricité, dit M. Carra, n'eft point l'effet
» d'un fluide particulier & diftinct, que l'on puiffe
» nommer fluide électrique, mais le fimple pro-
» duit de la réfiftance que le fluide élémentaire
» éprouve fur les furfaces de certains corps, &
» de l'élafticité qu'il acquiert. Il communique aux
» atmofpheres des corps co-incidens.

La nature nous offre par-tout des merveilles fans
nombre. Par-tout elle nous fait remarquer le même
principe, fous des procédés différens. Je lifois, ce

matin, un traité sur la poudre sympatique; j'ai reconnu avec une joie indicible les effets surprenans de notre fluide. L'auteur prouve, avec la plus grande vraisemblance, que tout ce qui sort de nos corps, conserve des relations (1) avec eux encore long-temps. C'est à raison de cette vérité que la poudre sympatique guérit à une très-grande distance; en en mettant sur des linges ou sur des étoffes trempées du sang du blessé, sur l'épée ou autres armes qui ont pu faire plaie, quand même le linge ou les armes auroient été lavés, pourvu que ce fut dans de l'eau naturelle. S'ils étoient secs, on les remouille de nouveau, & on y répand de cette poudre, ayant soin d'exposer le linge ou l'arme à un soleil très-modéré, de façon que l'un ou l'autre ne reçoivent qu'une chaleur proportionnée à celle du sang qui circule dans les veines du malade. On recommence de temps

____

(1) En admettant cette opinion, on jugera qu'il ne doit pas être indifférent de jetter au feu les linges ou emplâtres qui ont servi à une plaie. Il y a infiniment d'observations qui peuvent paroître minutieuses, qu'il est bon de ne pas négliger. Qui fait attention au lieu où il expectore ? Le feu reçoit souvent cette sécrétion, parce qu'on n'imagine pas qu'une habitude fréquente & continue, peut dessécher la poitrine. La plupart des artisans n'ignorent pas, qu'en faisant rougir un morceau de fer qu'on plonge dans les excrémens d'une personne, on lui cause une colique violente, qui là provoque jusqu'au sang, si on recommence plusieurs fois de suite.

en temps la même opération fur les linges
& les armes. C'est alors que le blessé ressent
une fraîcheur qui le soulage & fait guérir la plaie
en peu de temps. D'autres personnes prétendent
qu'il faut laisser l'étoffe ou le linge imprégnés de
sang, dans le vase où il y a de l'eau avec la
poudre ; parce que le blessé en éprouve un effet
plus prompt & plus suivi.

L e C o m t e.

Je ferois bien curieux, Madame, de lire la
traduction de votre M. Rault sur la poudre de
sympathie. N'est-ce pas ce petit volume que je
vois sur cette table ?...... Justement, à l'ouver-
verture du livre , chapitre de la préparation
extérieure.

« Dans les plaies toutes fraîches & dont le
» sang coule encore, on trempe un linge bien net,
» soit de lin ou de chanvre, à la place duquel
» il suffiroit de quelque morceau d'étoffe , ou,
» quelqu'autre sorte de substance solide que ce soit,
» teinte du sang qui coule de la plaie. Il faut
» semer de cette poudre dessus, & garder le tout
» enveloppé ensemble d'une autre morceau d'é-
» toffe, dans un lieu bien tempéré, proche ou
» tant que vous voudrez éloigné du blessé ; toute-
» fois une distance médiocre y est plus avanta-
» geuse. Que si la plaie est déjà vieille, & a
» dégénéré en ulcere, en pratiquant la même

» méthode, il faut recevoir fur un linge la ma-
» tiere qui coule de la partie bleffée, foit du pus
» ou de la fanie, y femer de la poudre deffus,
» & garder le tout foigneufement. Alors il faut
» couvrir & bander la plaie d'un linge bien net
» ou d'un morceau d'étoffe, l'ayant auparavant
» lavée de vin tiede, &, de jour à autre, même
» plus fouvent, changer de linge nouveau &
» net, au lieu de l'infecté, felon que la quan-
» tité de la fanie ou fang corrompu qui coulera,
» femblera le requérir. Or il faudra auffi garder
» enfemble tous les morceaux de linge ou d'é-
» toffe fouillés en un lieu bien tempéré. Il n'eft
» pas toutefois néceffaire d'y femer de la poudre,
» ni de laver de vin la plaie plus d'une fois,
» & même il y en a qui ne la lavent pas ».

» Cependant remarquez que, fi la plaie eft ex-
» térieure, il fuffira de laiffer couler le fang fur
» le linge ou l'étoffe; que fi au contraire la plaie
» eft profonde, & pénétrant dans les parties inter-
» nes, il faudra y tremper le linge ou l'étoffe
» plus avant, afin qu'elle touche pareillement la
» partie bleffée..... Remarquez enfin qu'il eft be-
» foin de changer le linge de place, & princi-
» palement celui qui eft teint de fang, & fur
» lequel la poudre aura été femée, felon que
» la partie bleffée fe fentira intempérée; car fi
» elle eft attaquée de quelque intempérie chaude,
» on doit ferrer les linges dans un lieu plus frais

» & plus humide , jufqu'à ce que la partie bleffée
» ait recouvré la température qu'elle avoit perdue ;
» mais fi c'eft une intempérie froide qui l'occupe ,
» il faut choifir un lieu contraire à cette froidure ,
» pour y conferver les linges.... ».

LE COMTE.

CETTE obfervation, Madame, prouveroit feule,
à mon avis, l'exiftence du fluide univerfel. Car
comment expliquer, fans fa médiation , ce rapport
merveilleux entre l'état de ces linges & celui de
la plaie ?

LA MARQUISE.

LISEZ encore ce trait , M. le Comte ; c'eft
un fait rapporté par le chevalier Digbi : vous en
tirerez auffi facilement la même conféquence.

LE COMTE.

« NOUS avons en Angleterre d'excellens pâ-
» turages, qui nourriffent & engraiffent fi abon-
» damment le bétail , qu'il arrive fouvent que les
» bœufs en acquierent une fi exceffive furcharge
» de graiffe , qu'elle vient enfin à s'étendre en
» grande quantité fur leurs jambes & même fur
» leurs pieds , ce qui leur caufe des apoftumes
» fous la plante des pieds , lefquelles jettent
» beaucoup de pus & de matiere pourrie , ce
» qui empêche ces bœufs de pouvoir marcher.

» Voici donc le remede à ce mal. Il faut pren-
» dre garde où le bœuf ou vache ou geniffe
» pofe en terre le pied malade , à la premiere
» remarche qu'il fait, après s'être levé le matin;
» & en ce même endroit , il faut couper une
» motte ou gazon de toute la terre comprife fous
» l'étendue dudit pied , & mettre cette motte fur
» un arbre, ou dans une haie expofée au vent de
» bife ; & fi ce vent vient à fouffler fur cette
» motte de terre , le bœuf fera guéri dans trois
» ou quatre jours ; mais fi on l'expofe au vent
» du midi , & que le vent du fud-oueft regne,
» fon mal s'augmentera. Le repos de la nuit fait
» amaffer le pus en quantité fous le pied malade
» du bœuf , lequel venant à faire fa premiere
» démarche le matin , il preffe fon pied apoftumé
» contre terre . fur laquelle ce pus s'imprime.
» Cette terre, ou gazon, étant mife & expofée
» en lieu propre, pour recevoir le vent fec & froid
» de la bife , les atomes froids & fecs de ce vent
» fe mêlent avec le pus , lequel étendant fes
» efprits par-tout dans l'air, le pied ulcéré , qui
» en eft la fource, les attire , & , avec eux, les
» atomes froids & fecs du vent de bife , &c. »

Voilà bien , Madame , l'effet des courans du
fluide élémentaire , qui fe dirigent plus facilement
entre les corps qui ont de l'analogie. Je fuis tout-
à-fait charmé de connoître cette poudre fympa-
tique ; vous en avez fûrement la recette ?

LA MARQUISE.

Oui, M. le Comte; mais le ſtyle n'en eſt pas plus brillant que celui que vous venez de lire. Donnez - moi ce papier à côté de vous , je vais vous en faire la lecture.

POUDRE DE SYMPATHIE.

« La matiere de la poudre de ſympathie eſt
» du ſimple vitriol romain, à ſavoir, de celui qui
» eſt verd & le plus pur. Voici la maniere de le
» préparer : on prend une certaine quantité de ce
» vitriol à ſa volonté, au mois de juillet ou d'août,
» & après l'avoir diſſous diverſes fois dans l'eau
» claire, filtré au travers d'un papier gris , éva-
» poré au feu, & coagulé en un lieu propre, ſelon
» que l'enſeigne la chymie , & qu'il a été bien
» purgé de ſes féces, en ſorte qu'il ait acquis une
» grande verdeur par ſa pureté , on le broie un
» peu groſſiérement, puis on l'expoſe aux plus
» ardens rayons du ſoleil, durant trois cens ſoi-
» xante heures , pendant qu'il eſt au ſigne du
» lion (1). On le laiſſe ſelon qu'il arrivera à ſa

---

(1) Si le fluide de la nature a un centre de mouvement, on ne doit pas héſiter à le placer dans cet aſtre bienfaiſant. Centre également de la lumiere , de la chaleur qui vivifie tous les êtres , eſt-il étonnant que ſon influence produiſe ſur le vitriol la vertu dont cet auteur décrit les effets. Quiconque admettra un fluide commun pour tous les êtres , ne verra , dans les cures opérées par cette poudre , que la ſuite des ces loix générales.

[109]

» calcination plus ou moins parfaite , lequel on
» reconnoîtra felon le temps qu'il a été expofé
» aux rayons du foleil. Car il eft néceffaire qu'il
» foit calciné jufqu'à une extrême blancheur ,
» tant que faire fe peut , par l'opération du
» foleil ».

« Or il eft premierement à remarquer qu'il le
» faut expofer feulement à l'air , quand il eft
» ferein , & l'én retirer aux temps de pluie , de
» rofée & d'une température trop humide , de
» peur qu'un air rempli de trop d'humidité l'en-
» vironnant , ou par la chûte continuelle de la
» pluie ou de la rofée , il ne fe liquéfie. En
» fecond lieu , quelques-uns défendent de toucher
» d'aucuns ferremens cette poudre , tant lorfqu'on
» la prépare qu'après qu'elle eft préparée, à caufe
» que cela peut lui ôter fa vertu naturelle ».

« Lorfque cette poudre eft préparée , on a foin
» de la mettre dans un lieu fec , de peur qu'ayant
» recouvré une certaine humidité excrémenteufe ,
» elle ne retourne à fa forme premiere & à fa
» couleur verte , d'où il s'enfuivroit une confidé-
» rable diminution de fa vertu , ou peut-être la
» perte entiere. On peut la conferver durant plu-
» fieurs années fans altération ».

Il eft temps , M. le Comte , de conclure notre
entretien par une réflexion bien vraifemblable ,
qui eft que tous les corps de la nature ont leur

analogie particuliere avec d'autres corps , quoiqu'ils demeurent liés à la maffe générale des êtres.
Les loix principales de la phyfique fe réduifent
par conféquent à l'attraction & à la répulfion
des corps , par le moyen d'un agent capable de
fe revêtir de qualités oppofées.

LE COMTE.

UN mot encore , Madame : j'ai vu plufieurs
perfonnes portant fur leur corps des marques de
fleurs , de fruits , &c. Ces marques acquéroient
une vivacité extrême , dans la faifon de la fleur
ou du fruit qu'elles portoient. J'ai vu , fur la main
d'une femme , une mûre rendre , dans le tems de
la maturité de ce fruit , des gouttes de fang.
Quelle analogie phyfique trouvez-vous entre le
fruit d'un arbre & fon image repréfentée par une
matiere qui ne reffemble point aux qualités d'un
corps brut ?

LA MARQUISE.

SI les corps analogues fe recherchent , cette
analogie ne confifte pas feulement dans leur forme ;
elle me paroît dépendre bien-plus pofitivement
de leurs difpofitions. Une femme vivement affectée du defir de poff14der une fleur , un fruit , &c.
s'identifie , en quelque forte , par la force de fon
imagination , avec ce qu'elle defire. Ses efprits ,
ou plutôt, le fluide qui eft en elle , fe dirige

vers l'objet qu'elle convoite ; de même cet objet convoité, mis en mouvement par le fluide qu'il reçoit, renvoie à l'individu même son émanation, avec une force peut-être centuple à ce qu'elle feroit sans cause d'attraction. Ce ne peut être que par ce procédé de la nature modifiée dans l'imagination de la mere, qu'un enfant porte les marques des chofes qu'elle a defirées ardemment. Je pourrois, M. le Comte, vous faire part de bien des idées qui me font venues dans cet entretien ; mais il ne faut pas tout dire dans un jour ; il vaut mieux attendre que vous foyez familiarifé avec celles que je viens de vous expliquer.